제 4 판

속시원하게 이비인후과 질환

지은이 안회영

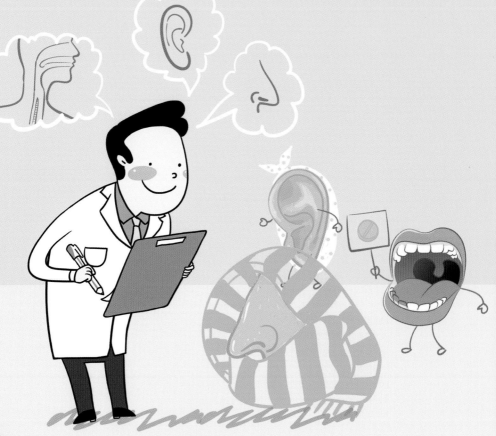

"전문가와 함께 재밌고, 속 시원하게 풀어본다"

군자출판사

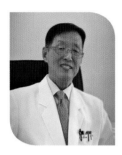

약력

___ 서울대학교 의과대학, 대학원 졸업
___ 서울대학교병원 인턴, 이비인후과 레지던트수료
___ 의학박사, 이비인후과 전문의
___ 일본 구루메대학, 미국 마운트시니이대학 및 스로언케터링암센터 연수
___ 경희대학교 이비인후과 주임교수 및 과장 역임
___ 고려대학교 경영, 언론, 교육대학원 최고위과정수료
___ 고객만족경영 경영컨설턴트
　　한국능률협회컨설턴트스쿨 경영혁신컨설턴트과정수료
　　한국능률협회컨설팅 CS College, 고객만족 마스터과정수료
___ 경희의료원 종합기획관리실장
___ 한림대학교 의과대학 강동성심병원 이비인후과 교수
___ 강릉동인병원, 제주중앙병원 이비인후과 과장
___ 현 아산충무병원 이비인후과 과장

저서, 역서

___ 임상이비인후과학, 군자출판사
___ 임상간호이비인후과학, 중앙문화사
___ 음성검사법 기초편, 임상편, 군자출판사
___ 종합스키교본, 백암
___ 환자에 대한 배려는 우리의 큰 보람입니다, 군자출판사
___ 속시원하게 풀어보는 이비인후과 질환, 군자출판사
___ 최신임상이비인후과학, 군자출판사

발간사 _____

속시원하게 풀어보는 이비인후과 질환의 개정판을 내면서

이비인후과 의사로서 평소 진료실에서 여러가지 제약으로 인하여 환자들이나 보호자들에게 이비인후과 영역의 여러 질환이나 증상, 검사 혹은 수술이나 치료 등에 대하여 충분히 이해할 수 있도록 설명하지 못하는 것이 늘 아쉬웠습니다. 그리고 전화나 인터넷을 통하여서도 자신이나 주변의 사람들이 가지고 있는 질병이나 의학적인 소견에 대하여 질문을 많이 해오지만 이 또한 충분한 답변을 하기에는 여러 가지 제약이 따르는 것이 사실입니다. 환자나 보호자들에게 진료실에서 여러가지 제약으로 인해 충분히 설명해 주지 못하였던 부분을 보완하고, 일반인들도 평소에 궁금해 하였던 이비인후과 질환, 증상, 검사, 치료 등에 대한 각종 언론매체들의 부정확하고 한쪽으로 치우친 의학적 지식이나 견해에 대하여 올바른 이해를 할 수 있도록 하기 위해 썼던 '속시원하게 풀어보는 이비인후과 질환'이 독자들의 큰 호응을 받아 개정판을 내게 되었습니다. 전국의 주요 대학병원 이비인후과에서 환자와 보호자 그리고 일반인들을 위하여 만들어 배포하던 여러 이비인후과 질환과 증상, 검사, 치료들에 대한 귀중한 가이드라인과 자료들을 사용하도록 허락해 주신 이비인후과 교수님들의 배려에 새삼 감사를 드립니다. 개정판에서는 2018년 9월 출간된 최신임상이비인후과학 (군자출판사)을 참조하였습니다.

이 책은 이비인후과 환자와 보호자들뿐만 아니라 일반인이나 타과의 의사들, 학생들, 간호사 및 의료계 종사자들이 이비인후과 영역의 질환이나 증상, 수술, 검사, 치료 등에 대하여 올바른 이해를 하는 데 많은 도움이 될 것으로 생각됩니다.

개정판을 내는 데 도움을 준 군자출판사 편집부 직원들에게 고마운 마음을 전합니다.

2020년 8월

안 회 영

목차 _____

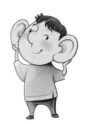

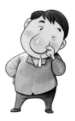

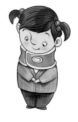

속시원하게 풀어보는 **이비인후과 질환**

귀의 질환

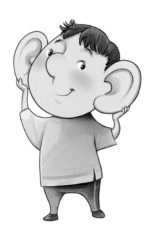

1 귀의 구조와 기능

소리를 듣고 몸의 중심을 유지하는 귀

귀의 구조는 크게 외이, 중이, 내이 등의 3부위로 나눌 수 있다. 외이는 귀바퀴 (이개)와 귀구멍(외이도)으로 구성된다. 중이는 외이와 중이를 경계하는 고막 을 비롯하여 중이강(고막 안쪽의 공간 ; 고실), 유양동, 이관 등으로 구분되며

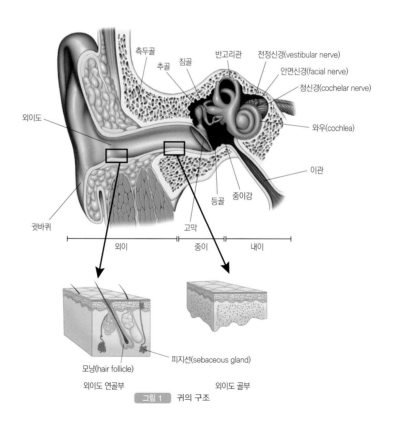

그림 1 　귀의 구조

중이강에는 이소골이 포함되어 있다. 내이는 그 형태와 구조가 복잡하여 미로 (迷路)라고도 하며 청각을 담당하는 와우와 몸의 평형을 담당하는 전정과 세반 고리관의 세 부분으로 구성되어 있다.

외이

귀바퀴(이개)는 울퉁불퉁한 얇은 연골로 골격을 이루며 피부로 덮여 있다. 귀바퀴는 음파를 모아서 귀구멍으로 도입시키는 역할을 한다. 즉, 집음관으로 작용한다.

귀구멍(외이도)은 고막까지의 관으로써 성인에서는 길이가 약 2.5~3.0cm, 내경은 0.7~0.9cm이며 대체로 'S'자 형으로 굽어져있다. 외이도는 외부에서 들어온 음파를 공명시켜서 음압을 증폭시키는 기능을 한다. 또한, 외이도의 굴곡, 예민한 감각, 귀구멍의 털과 귀지 등으로 귀의 방어작용을 하고 있다.

중이

고막은 귀구멍(외이도)과 중이강 사이에 위치하는 얇은 막이며 정상에서는 구멍이 없이 완전히 두 구조물을 분리한다. 고막은 중이에 대한 방어벽인 동시에 음의 전달에 중요한 역할을 한다. 고막에 도달한 음파는 고막을 진동시키고, 그 진동은 중이의 이소골에 전달된다.

중이강(고실)은 고막과 내이 사이에 위치하는 공기가 차있는 공간이며 점막으로 덮여 있고 이소골을 포함한다. 앞쪽은 이관에 의하여 코 뒤쪽의 비인강으로 교통하고 있다.

이소골은 고막에서부터 추골, 침골, 등골의 세 개의 작은 뼈가 연결되어 있다. 소리(음파)는 이소골을 통하여 내이로 전달된다.

이관은 중이강의 앞쪽에서 시작하여 코 뒤쪽의 비인강으로 연결된다. 이관은 평소에는 막혀있어 중이강으로 감염이 침입되는 것을 방지하고, 중이강의 환기를 담당하며, 중이강에서의 분비물을 배설하는 중요한 기능을 가진다. 유아의 이관은 성인보다 불완전하고, 길이가 짧으며, 수평위치이므로 비인강의 염증이 중이로 파급되기 쉬워서 중이염이 자주 발생한다.

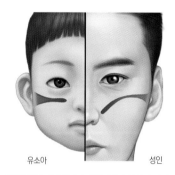

유소아   성인

그림 2 유아이관과 성인이관의 형태적 차이

내이

내이는 그 형태와 구조가 복잡하여 미로(迷路)라고도 한다. 와우, 전정, 세반고리관의 세 부분으로 나누어지는데 혹자는 세반고리관과 전정을 합하여 두 부분으로 구분하기도 한다.

와우는 달팽이 껍질을 닮은 모양으로 사람에서 2.5회전되어 있다. 와우 내에는 유모세포(hair cell)를 포함하는 '코티기(Corti organ)'가 있어 귀구멍, 고막, 이소골을 통하여 전달된 소리(음파)를 감각한다.

전정은 난형낭과 구형낭으로 구분되며 각각 내부에 '평형반'을 포함하여 몸의 직선운동과 자세의 유지를 감각한다.

세반고리관(반규관)은 세 개의 반고리 모양의 관이며 위치에 따라서 외측, 후, 상 반규관이라 한다. 세 개의 반규관은 서로 직각으로 위치하여 공간의 3평면을 대표하고 있다. 각 반규관에는 '팽대부릉'이 존재하여 몸의 회전운동을 감각한다.

신체의 평형기능은 촉각, 근감각, 관절감각, 건감각, 내장감각 등과 눈 및 전정과 삼반규관 등 전정기의 협동작용으로 이루어지며 이들의 협동작용은 소뇌에서 이루어진다.

2 청각의 발달과정

신생아도 들을 수 있을까?

갓난아이의 몸의 발육, 운동 및 신경의 발달은 잘 알려져 있다. 그러나 '청각'의 발달에 대한 내용 및 이에 수반하는 중요성은 전문가를 제외하고는 잘 알려져 있지 않은 편이다. 이에 따라, 정상아에서의 청각발달과 신생아 및 영유아에서의 청각이상을 조기발견하기 위한 내용을 쉽게 간추려 보기로 한다.

청각 발달

귀의 구조는 임신 6개월 정도 되면 완성이 된다. 정상적인 신생아는 출생 시이미 들을 수 있는 능력이 있는 것이다. 태어나서 몇일 안되는 갓난아이는 자고 있을 때에 갑자기 큰소리를 내면 전신을 깜짝 놀라거나(Moro's reflex), 눈을 깜짝이던가, 눈을 감는 반응(안검반사)이 있다. 이와 같은 '반사행동'은 생후 1개월 이내에는 현저하게 나타나지만 대뇌의 발달에 따라서 점차 약화된다.

생후 1~3개월 정도 되면 자면서 갑자기 혀를 차거나 재채기 등의 날카로운 소리를 하며 눈을 뜬다든지, 손가락을 바르르 떤다든지 하는 각성반응이 나타난다. 생후 4개월 정도 되면 친숙한 소리, 예를 들면 엄마의 소리를 알게 되며 다른 사람의 소리를 구분하게 된다. 또 장난감이나 텔레비젼의 소리에 관심을 보이게 된다. 생후 4~5개월이 되면 두경부가 안정되어 머리를 가눌 줄 알게 되고 소리 나는 쪽을 둘러보게 된다(둘러보기반응). 처음에는 음원방향을 잘 몰라서 두리번거리지만(탐색반응), 6개월쯤 되면 소리가 난 방향으로 재빠르게 똑바로 쳐다본다(정위반응).

　신생아가 처음부터 소리가 나는 위치를 정확히 알아 낼 수 있는 것은 아니다. 처음에는 귀의 옆 방향(측방), 다음에는 하방, 상방의 순으로 음의 위치를 단계적으로 알아낼 수 있다. 소리가 나는 위치를 정확하게 알아낼 수 있는 시기는 만 2세 정도가 되어야 한다. 만 2세가 되면 뇌의 무게와 크기도 성인의 것과 거의 같아지게 되는 시기이다.

신생아 난청 발생의 빈도

　태어나면서부터 난청이 있는 아이는 약 천명 중의 한명 내지 세명 정도로 매우 높은 빈도를 나타내는 편이다. 이런 아이들을 모르고 방치해 두면 듣지 못할 뿐만 아니라 언어습득에 지장을 받고 정서적 안정, 지적 발달에도 큰 영향을 미치기 때문에 가능한 한 빨리 발견하는 것이 중요하다. 대개 6개월 이내에 난청을 진단하여 적절한 조치를 시작하는 경우가 그 이후에 난청을 진단받은 경우보다 훨씬 경과가 좋다. 그러므로 난청이 의심되는 유소아의 청각 검사는 빠를수록 좋으며 일찍 진찰하여 조기에 대처해야 한다.

신생아의 청력검사방법

　예전에는 취학 전까지의 어린아이들에게 할 수 있는 청력검사가 별로 없었다. 과학의 발달로 현재에는 신생아에서 노인에 이르기까지 또한 식물인간이 되어 의식이 없는 사람도 청력검사를 할 수 있다. 현재 신생아에서 많이 사용하는 청력검사는 청성유발전위검사(auditory brainstem response: ABR)와 이음향방사(otoacoustic emission) 등이 있다. 이 중 청성유발전위검사는 신생아의 청력이 어느 정도 저하되어 있는지를 정확하게 평가할 수 있다. 유소아는 연령과 발달상태에 따라 행동관찰 청력검사(behavioral observation audiometry), 유희 청력검사(play audiometry), 시각강화 청력검사(visual reinforcement audiometry) 등을 함께 이용하여 시행한다.

조기발견자는 보호자

가능하면 조기에 발견하여 일찍부터 적절한 조치 및 청각훈련을 받으면 여러 가지 문제들을 극복할 수가 있다. 난청을 가진 유아는 생후 즉시 또는 3개월 이전에 진단되어 6개월 이전에 난청에 대한 재활치료를 시작해야 한다.

난청발생의 위험인자

다음과 같은 사항에 해당된다면 출생 시 청력검사를 하는 것이 좋다.

① 난청의 가족력이 있는 경우

② 출생시 신생아 체중 1,500g 이하인 경우

③ 태어날 때 호흡이 저하된 경우(아프가 점수가 4 이하인 경우)

④ 교환수혈이 필요한 황달(고빌리루빈혈증)이 있는 경우

⑤ 임신 중에 산모가 전염성질환에 감염된 병력이 있는 경우(예: 풍진, 매독)

⑥ 유아기 때 고열 등의 질환이 있었던 경우(예: 세균성 뇌막염)

⑦ 신생아 중환자실에 입원경력이 있는 경우

⑧ 출생 시 얼굴과 귀의 기형이 있는 경우

⑨ 독성 약물의 사용 기왕력이 있는 경우(예: 겐타마이신, 스트렙토마이신, 카나마이신 등)

가정에서 난청아를 발견하기 위한 방법

① 만 1세 미만: 난청의 경우에는 큰소리가 나도 놀라지 않으며 뒤로 돌아보는 일도 없다. 소리가 나는 장난감과 소리가 나지 않는 장난감을 주고서 관찰한다.

② 만 1~2세: 소리에 반응하지 않는 것뿐 아니라 말하는 능력이 없거나 늦어진다. 이 연령의 아이들이 텔레비전이 나오는 경우에 보러 오지 않으면 의심해 본다.

③ 만 3세 이상: 텔레비전의 소리를 크게 하거나, 전화를 받을 때 말을 잘 알아듣지 못하거나, 다시 물어보는 일이 많은 경우 의심해 본다.

3 난청과 청력검사

여러 가지 난청의 종류와 검사법

🦶 어떻게 우리는 소리를 들을 수 있을까?

소리를 듣게 되는 경로는 크게 두 가지로 생각할 수 있다. 한 가지는 귀구멍을 통하여 외이도로 들어온 음파에 의해 고막이 진동하고 이것이 중이(中耳)의 이소골(耳小骨)을 통해 내이(內耳)로 전달되는 '공기전도(air conduction)' 이고, 또 한 가지는 고막을 거치지 않고 음파에 의한 두개골의 진동을 통해서 음파가 내이로 직접 전도되는 '골전도(bone conduction)' 이다. 손가락으로 귀구멍을 막아도 어느 정도 소리가 들리게 되는 것은 골전도에 의한 청력 때문이다. 이러한 청각에서의 두가지 경로가 있다는 점을 이용하여 유용한 청력검사를 시행할 수 있다.

중이로 전해진 음파는 중이 내에서 약 30배로 증폭되어 내이에 전달된다. 내이에서는 달팽이 모양을 한 와우관 속에 있는 감각세포(유모세포)에서 음이 전기신호로 변환되어 청신경을 거쳐 대뇌의 청각중추에 전해진다. 뇌를 컴퓨터 본체에 비유해 보면 내이의 유모세포는 음이라는 정보를 두들겨 넣는 키보드라 할 수 있다.

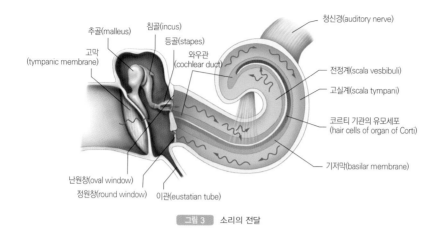

그림 3 소리의 전달

청력검사

귀의 질환에는 난청을 동반하는 것과 동반하지 않는 질환이 있다. 따라서 난청의 여부를 아는 것이 진단이나 치료에 필요하다. 또한 난청이 있는 경우, 그 종류나 정도를 알면 진단이나 치료에 중요한 도움이 되며, 검사 결과를 토대로 직업이나 사회적 적응에 조언을 줄 수 있고, 보청기의 적응이 되는지 조사하는 데 도움이 된다.

청력검사에는 검사자의 대화음성이나 음차(소리굽쇠) 또는 청력검사기계를 사용한다. 청력검사에는 주관적 검사로 음차검사, 순음청력검사, 어음청력검사 등이 있고, 객관적검사로 임피던스 청력검사, 청성뇌간반응 청력검사, 전기와우도와 이음향 방사검사 등이 있다. 이중 순음청력검사, 어음청력검사, 임피던스 청력검사가 가장 많이 쓰이고, 유소아인 경우나 환자가 2차적인 이득을 위해 협조하지 않는 경우에는 객관적인 검사가 필요하다.

순음청력검사는 가장 대표적이며 기본적인 청력검사방법이다. 방음실 내에서 청력검사기계를 사용하여 헤드폰이나 이어폰을 통하여 250Hz의 저음부터 8,000Hz의 고음사이의 음(순음)을 듣게 하여 검사한다. 보통 청력이라 함은 일상생활에서 가장 많이 사용하는 주파수대인 500Hz, 1,000Hz, 2,000Hz에서의 각 청각역치(들을 수 있는 가장 작은 소리의 크기)를 평균한 수치를 얘기한다. 통상적으로 평균치가 26dB 이하이면 정상청력이라 한다. 취업판정의 경계치로 삼으며, 일상생활에서의 문제를 야기시키기 시작되는 시점으로 생각되는 것은 40dB이다.

표 1. 청력 장애의 정도

1951 ASA 기준	1964 ISO 기준	표현법
15 이하	25 이하	정상
16~29	26~40	경도 난청
30~44	41~55	중등도 난청
45~59	56~70	중등고도 난청
60~79	71~90	고도 난청
80 이상	91 이상	농(profound hearing loss)

(청력역치: 500, 1,000, 2,000Hz의 청력역치의 산술평균치. dBHL)

참고적으로 일상생활에서 귀속말을 할 때가 약 20dB, 공공 도서관 등에서의 소음정도가 약 30~35dB, 보통 대화할 때가 55~60dB, 오토바이에서의 경적음이 110dB 정도이다.

난청의 여러 가지 종류

음(소리)을 전달하는 부분의 장애(외이, 중이기관), 음을 감지하는 부분의 장애(내이기관), 또는 중추에 도달하는 신경로나 중추자체의 장애로 난청이 생길 수 있다. 예를 들면 외이도가 기형으로 완전히 막히면 음파는 그 이상 전달되지 않으므로 음의 전달기전이 나쁘게 되는 전음성 난청이 된다. Corti 기관의 유모세포가 소음이나 약물의 영향으로 변성되면 와우신경에 신호를 보낼 수 없게 되어 감각신경성 난청이 된다. 와우신경이나 뇌간, 뇌피질의 변화로도 감각신경성 난청이 온다. 따라서 병력 청취시에 난청의 기간, 부위, 동반증상, 기왕력, 가족력, 외상, 이독성 약물 및 소음 노출 등에 대한 자세한 문진이 필수적이다.

1) 선천성 난청

유전성 소인, 임신 초기의 풍진(rubella)이나 기타 바이러스(virus) 감염, 산모가 키니네등의 약물을 복용한 경우, 분만 시 내이나 뇌의 손상 등으로 출생 때부터 난청이 초래되며 대부분 '감각신경성 난청'이며 드물게는 선천성 외이도 폐쇄증이나 이소골 기형으로 심한 '전음성 난청'을 보이기도 한다. 선천성 난청의 60%에서 난청으로 인하여 말을 못하게 되는데 이를 농아라고 한다. 이와 같이 출생할 때부터 청각에 완전 장애가 있어서 말을 하지 못하는 것을 선천성 농아라고 하며, 출생 시 정상이었으나 7세 이전에 뇌막염, 성홍열, 홍역, 디프테리아, 화농성 중이염 등으로 인해서 청력을 잃고 말을 못하게 된 것을 후천성 농아라고 한다. 후천성 난청은 우선 뇌막염, 홍역등 위에 열거한 전신감염이 있을 때 생길 수 있다. 난청을 가진 유아는 생후 즉시 또는 3개월 이전에 진단되어 난청에 대한 재활 치료를 받아야 한다.

2) 전음성 난청

음을 전달하는 부분인 외이, 고막, 중이에 장애가 생겨 청력이 떨어진 경우를 말하며, 이것은 음의 에너지를 크게 하면 감음부위에서는 보통 크기의 에너지로 되어 중추에 전달된다. 따라서 전음성 난청의 환자는 큰 소리로 말하고 보청기로 증폭하면 확실히 들을 수 있으며 원인에 따라 수술적인 치료로 제일 큰 효과를 이룰 수 있다. 외이도 폐쇄, 이관염, 아데노이드 증식증, 비인두염, 고막천공(고막에 구멍이 있는 상태), 만성 중이염, 삼출성 중이염 등에서 전음성 난청이 온다.

3) 감각신경성 난청

음을 감지하는 달팽이관(내이)에 이상이 생기거나 소리자극을 뇌로 전달하는 청신경 및 대뇌의 청각중추에 장해가 생겨 잘 들을 수 없는 것을 말하며, 들려주는 음을 크게 하는 것만으로는 무슨 말인지 잘 구별하지 못하고 잡음만 크게 들리는 것처럼 된다. 내이염, 약물중독성 난청, 노인성 난청, 소음성 난청, 메니에르병 등에서 감각신경성 난청이 온다. 청신경이나 뇌간, 뇌피질의 변화로도 올 수 있다.

신생아의 선천성 난청 유병률은 신생아 1,000명 당 0.9~5.9명, 양측고도난청은 신생아 1,000명 당 1~2명에서 발생하는 것으로 보고되고 있다.

4) 혼합성 난청

전음성 난청과 감각신경성 난청이 동시에 존재할 때를 말한다. 예를 들어 만성중이염과 노인성 난청이 함께 있는 경우가 대표적이라 할 수 있다.

난청은 기본적인 청력검사인 순음청력검사를 이용하여 전음성 난청, 감각신경성 난청 및 혼합성 난청으로 구분한다. 전음성 난청은 상태에 따라 약물요법 및 수술적 요법으로 개선이 가능하나, 감각신경성 난청은 이런 경우가 극히 제한되어 있다.

최근에는 청각학 및 과학기술의 발달로 수술적 요법의 적응이 어려운 난청환자에게 보청기를 통한 청력증강이 많이 발달되었고, 전혀 듣지 못하는 환자에게 인공와우이식술(cochlear implant)을 시행하고 재활을 시행하여 언어를 이해할 수 있는 최신기법이 발전되어 있다.

4 감염증에 의한 소아의 난청

소아에서 귀질환이 아니라도 난청이 올 수 있다.

여러가지 원인에 의하여 어느 연령층에서도 난청이 올 수 있으나, 소아의 난청은 특히 문제가 된다. 말을 제대로 할 수 없는 어린 소아의 경우에는 잘 들리지 않는 증상을 호소할 수 없으며, 소아기에는 짧은 기간에 많은 정보를 학습하는 시기이기 때문이다. 소아의 난청을 유발하는 여러 가지 원인 중에서 귀의 염증이 아닌 전신 또는 다른 부위의 감염에 의하여 난청이 올 수 있다. 이러한 감염질환 중 대표적인 것들을 알아보기로 한다.

선천성 풍진 증후군

풍진은 바이러스 감염 질환이며 14일에서 21일 간의 잠복기를 지나 증상을 나타내게 된다. 홍역과 비슷하여 빨간 발진, 림프절의 종창, 발열이 주 증상이다. 발진은 3일 정도 지나면 없어진다. 그러나 이 질환이 임신초기에 산모에게 감염되면 태아에 대한 심각한 증상 및 합병증을 유발시키게 된다. 바이러스는 태아의 심장, 수정체, 내이를 잘 침범하여 심장병, 백내장, 난청 등 소위 '선천성 풍진증후군' 의 아이를 출산할 가능성이 높아진다. 난청은 내이의 고도난청인데 완전 귀머거리가 되는 것은 적으므로 빨리 재활 교육을 받게 하여 난청에 의한 결점을 극복 또는 개선할 수가 있다. 그러나 무엇보다도 풍진에 대한 면역력을 갖는 것이 중요하다. 우리나라에서는 생후 12개월에서 15개월 사이에 홍역, 볼거리, 풍진의 혼합백신 예방접종을 시행하고 있다.

볼거리 후 생긴 내이염

볼거리는 전문용어로 '유행성 이하선염'이라 한다. 볼거리 바이러스(para-myxo virus)의 감염으로 귀 바로 아랫쪽에 있는 침샘인 이하선이 붓는 것을 주 증상으로 하는 전신감염증이다. 감염은 침(타액)의 비말을 통해 전파된다. 잠복기는 14~21일이며 평균 18일이다. 보통 4~6살 정도의 아이가 잘 감염된다. 이하선이 붓는 것은 6~10일 정도 계속된다. 난청은 일측성의 고도난청(귀머거리)이 특징이다. 드물게 양측성의 난청이나 중등도 이하의 난청도 있다. 난청은 보통 2주 이내에 발생하며 일단 발병하면 진행을 멈추게 하든가 치료할 수가 없다. 때로는 현기증 등의 평형장애를 동반하는 경우도 있으나 이 증상은 초기에 좋아진다.

홍역, 유행성 수막염

홍역바이러스의 내이 감염은 볼거리의 경우보다 드물다. 난청이 생기는 경우 양측이 많으며 그 정도도 고도인 경우가 많다. 유행성 수막염에 의한 내이염은 수막염세균에 의해 생긴다. 홍역 유행지에 있어서는 후천성 귀머거리의 가장 큰 원인이 된다.

5 측두골의 방사선학적 소견

측두골의 단순 X-선 촬영법은 여러 가지가 있으나 일반적으로 사용하고 있는 것은 Law's view, Towne's view 및 Stenver's view 등이 있는데 앞의 두 방법은 주로 측두골중 특히 유양돌기의 함기화(pneumatization) 정도와 유양동 및 S자상 정맥동판(sigmoid sinus plate)를 파악하는 데 많이 이용되며 Stenver's는 내이 및 측두골의 추체(petrous pyramid)의 병변을 관찰하는 데 자주 이용된다. 그 외 transorbital view로 양측 내이도 전장을 비교 확인할 수 있다. 최근에는 측두골 단층촬영(temporal bone CT)과 자기공명영상(MRI)이 많이 보편화되고 있다. CT는 최근 중이염 수술에 필수적일 정도로 측두골과 그 내부의 골 구조물을 확인할 수 있으며 측두골 골절에서는 가장 정확한 진단법이다. 외이와 중이의 선천성 기형이나 만성 중이염 같은 염증성 병변, 악성 외이도염 및 종양성 병변이 의심될 때 시행할 수 있다. MRI는 측두골의 연부조직 이상에 CT보다 탁월한 장점이 있어 막성미로, 추체, 혈관, 청신경이나 안면신경 등의 병변을 진단하는데 이용된다. 그러나 와우이식환자나 인공심장기 같은 삽입물을 가진 환자는 제한적인 금기대상이 된다. 혈관성 병변을 위해서는 자기공명혈관조영술(MRA)을 시행하기도 한다.

6 당신 아이와 당신의 청력은 정상인가?

말 못하는 소아의 청력체크 방법

　당신의 자녀가 청력장애가 있는지 확인하려면 어떻게 해야 할까? 다음 목록들은 당신의 아기가 청력장애가 있는지를 알아보는 데 도움이 된다. 각각의 항목들을 주의 깊게 읽어보고 당신이나 당신의 가족 또는 아이에게 해당되는 사항에만 표시해 보도록 한다.

⚕ 청력장애에 대한 검사를 실시해야 하는 경우

다음 내용 중 해당사항에만 표시하시오.
- ▶ 임신 중
  - (　) 산모가 풍진, 바이러스 질환, 혹은 감기를 앓았다.
  - (　) 산모가 알코올을 마셨다.

- ▶ 신생아(생후 28일 이내)
  - (　) 출생 시 체중이 1,500gm 이하
  - (　) 얼굴과 귀의 기형이 동반되어 있다.
  - (　) 출생 시 황달이 있어서 교환수혈을 받았다.
  - (　) 신생아 중환자실에 5일 이상 입원하였다.
  - (　) 혈관을 통하여 항생제 주사를 맞은 적이 있다.
  - (　) 뇌수막염을 앓았다.

▶ 가족들

(　) 가족들 중 한명 이상에서 진행성의 청력장애를 갖고 있다.

▶ 영아(생후 13개월에서 2세까지)

(　) 혈관을 통하여 항생제 주사를 맞은 적이 있다.

(　) 뇌막염을 앓았다.

(　) 신경과적 질환이 있다.

(　) 귀에서 피가 나왔건 안나왔건 두개골 골절이 있었다.

(　) 3개월 이상 지속되는 중이염이 반복될 때

♫ 주위 환경에 반응하는 정도(언어의 발달)에 따른 청력검사의 필요성 판정사항

▶ 신생아(생후 6개월 이내)

(　) 큰소리에 아무런 반응(놀란다, 움직인다, 울다)이 없다.

(　) 큰소리에도 깨지 않는다.

(　) 소리를 흉내내지 못한다.

(　) 목소리가 나는 쪽으로 머리를 돌리지 못한다.

▶ 영아(생후 6개월에서 12개월까지)

(　) 익숙한 물건이나 친숙한 사람을 가리키지 못한다.

(　) 중얼중얼 거리지 못한다.

(　) 12개월쯤 단순한 문장(빠이빠이, 짝짝궁)을 이해하지 못한다.

▶ 영아(생후 13개월에서 2살까지)

(　) 작은 소리에 정확히 반응하지 않는다.

(　) 한번 불러서 반응하지 않는다.

( ) 소리가 나는 곳을 가리키지 못한다.
( ) 친숙한 사람과 집안에 있는 물건에 대한 단순한 용어를 사용하지
　　못한다.
( ) 같은 또래의 아이들처럼 말을 못한다.
( ) 큰 소리로 TV를 듣는다.

당신의 청력 상태는 어떻습니까?

▶ 당신의 청력 상태는?

( ) 사람들과 이야기할 때 자주 되물으십니까?
( ) 대화할 때 자주 피곤을 느끼거나 긴장하게 됩니까?
( ) 사회활동을 피하시는 편입니까?
( ) 자신이 듣는데 어려움을 느낀다는 사실을 부인하는 적이 자주
　　있습니까?
( ) 대화를 잘못 이해할 때가 자주 있습니까?
( ) TV나 라디오의 소리를 크게 해서 다른 사람들이 불평할 때가
　　자주 있습니까?
( ) 상대방의 소리가 중얼거리는 소리로 느껴질 때가 많습니까?
( ) 귀에 염증이 있거나 어지러움 또는 귀울림이 있습니까?
( ) 시끄러운 곳에서 말을 이해하기가 어렵습니까?
( ) 전화를 쓸 때 한쪽 귀가 다른 쪽 귀보다 편하게 들리는 것 같습니까?

　모든 사람은 때때로 이런 어려움을 경험하게 된다. 그러나 만약 당신이 지속
적으로 위와 같은 어려움을 느낀다면 아마도 당신에게 청력 손실(난청 難聽)이
있을 수가 있다.

해당사항이 있다면 어떻게 하여야 하나?

당신이 만일 위의 해당사항에 한 개 이상을 표시했다면 당신의 아이가 청력 장애가 생길 가능성이 있는 것이다. 그리고 당신의 아이가 한 개 이상의 해당 사항이 있다면 이비인후과 진찰(귀 검사)과 청력검사를 받아야 한다. 청력검사 는 나이와 관계없이 태어난 직후라도 검사 받을 수 있다.

아이가 태어나면 한 달 이내에 소리자극에 대한 뇌파반응을 통해 신생아 청각선별 검사를 받도록 하고, 신생아 청각선별검사에서 어느 한쪽 귀라도 재 검판정을 받으면 생후 3개월 이내 난청 확진을 위한 정밀청력검사를 시행한다.

만일 당신의 아이가 청력장애가 있을 때 진단이 늦어지면 언어발달에 영향을 미칠 수 있다. 그리고 이들 해당사항이 없는 아이라도 청력장애는 있을 수 있 으므로 아이에 대한 주의력 있는 관찰이 필요하다.

어린아이의 청력장애는 보통 부모나 할아버지, 할머니들이 처음 발견하는데 어린 아이들과 가장 많은 시간을 보내기 때문이다. 아이의 청력은 어느 연령에 서나 전문적으로 검사할 수 있다. 한쪽 귀의 청력장애도 발견할 수 있는데 이런 경우에도 언어발달에 영향을 미칠 수 있다.

청력장애는 귀지나 삼출성중이염 등에 의하여 생길 수 있는데 이런 유형의 일시적인 청력장애는 이비인후과 치료나 간단한 수술로서 교정할 수 있다. 일시 적인 청력장애와 달리 신경의 손상으로 인해 영구적인 청력장애의 경우에는 조기진단과 보청기의 조기 사용, 특수 교육프로그램의 조기실시로 청력장애에 의한 여러 가지 유발되는 문제점들을 어느 정도 예방할 수 있다.

7 | 보청기

시력이 나쁘면 안경을, 청력이 나쁘면 보청기를!

시력이 나쁜 사람이 안경을 쓰듯이 청력이 나쁜 사람은 보청기를 사용해야 한다

일상생활에서 대화음의 청취와 이해가 곤란한 사람에게는 보청 즉, 음의 증폭에 의한 보조가 필요하며 이러한 음의 증폭을 위한 전기음향기를 '보청기'라 한다. 간단하게 말하자면 소형의 확성기이다. 전지를 전원으로 해서 음을 마이크에서 전기신호로 바꾸어 그 전기신호를 증폭기로 증폭하여 이어폰을 통하여 소리를 듣게 하는 장치이다.

보통 이야기하는 말을 듣기 어려운 정도의 난청이 있는 사람은 보청기가 필요하다. 그러나 시력이 저하되어 있는 사람이 안경을 쓴다는 생각과는 달리, 난청자는 장애자라는 인식이 강하여 한국의 경우 보청기를 사용하고 있는 사람은 보청기가 필요한 인구의 10% 미만일 것으로 예상된다. 우리가 가장 시급하게 해결하여야 할 점은 바로 이러한 난청자에 대한 편견을 고쳐야 한다는 것이다. 시력이 나쁜 사람이 안경을 쓰듯이 청력이 나쁜 사람은 보청기를 사용하는 것은 자연스럽게 받아들여져야 한다.

보청기의 착용기준과 문제점들

의학의 비약적인 발전 및 국민들의 건강에 대한 관심의 증가 등으로 평균수명이 증가되어 이에 따른 난청자가 증가하는 것은 확실할 것이다. 노령으로 인한 난청의 고민을 해결하는 수단의 하나가 보청기이다. 많은 사람들이 보청기를 쓰지 않는 이유로 '사용하여도 잘 들리지 않는다', '잡음만 크게 들린다', '시끄럽다', '귀가 아프다' 등을 들고 있다. 보청기의 올바른 인식, 선택방법, 사용방법 등을 알고 사용하여야 한다.

1) 보청기가 할 수 있는 것

▶ 대부분의 상황에서 말을 더 잘 듣고 이해하도록 도와준다.
▶ 위험한 상황을 알리는 차소리나 비상벨 소리 등을 들을 수 있도록 해 준다.
▶ 평소에 놓치던 자음 부분의 소리를 들을 수 있도록 함으로서 말에 대한 이해도를 높일 수 있다.
▶ 비록 부분적으로 청력을 도와주지만 당신이나 주변의 사람들을 덜 불편하게 한다.

2) 보청기가 할 수 없는 것

▶ 청력을 정상으로 회복시키거나 모든 영역의 소리를 다 들을 수 있게는 할 수 없다.
▶ 군중속이나 시끄러운 음식점 등의 소음이 심한 곳에서 말소리만 분명하게 들도록 할 수 없다.
▶ 원하는 소리만 크게 듣도록 해 줄 수는 없다.
▶ 왜곡된 소리를 깨끗하고 분명하게 들을 수는 없다.
▶ 아주 작은 소리까지 듣게 할 수는 없다.

　고막이나 중이의 문제로 음의 전달에 장해가 있는 양측 40데시벨(dB)에서 70dB 사이의 '전음성 난청'의 사람의 경우에는 보청기를 통한 음의 증폭으로 매우 만족스러운 청력을 얻을 수 있다.

　수년 전까지만 해도 귀의 신경장해로 인한 '감각신경성 난청'인 경우에는 보청기의 효과가 만족스럽지 못한 것으로 알려져 있었으나 청각학 및 과학의 발달로 현재는 이러한 난청의 경우에도 정확한 상태의 분석을 통한 적절한 보청기를 착용하면 만족스러운 보청 효과를 볼 수 있다.

　선천적으로 청력이 저하되어 있는 유아에서의 보청기의 역할은 향후 사회생활을 가능하게 하는가의 여부를 결정지을 정도로 중요한 의미가 있다. 장기간 난청이 방치될 경우에는 청각신경 및 청각신경의 경로가 퇴화되어 추후 언어생활을 할 수 없게 되고 지능저하를 유발하여 사회생활을 정상적으로 할 수 없게 되는 것이다. 난청으로 진단된 어린이에서 수술적인 치료 등으로 청력회복을 기대하기 어려운 중등도 이상의 감각신경성난청인 경우는 바로 보청기와 언어재활치료를 계획하여야 한다. 그러므로 이러한 유아들이 조기에 보청기 착용을 해야 함은 아무리 강조하여도 부족하다고 하겠다.

　적합한 보청기의 적용기준은 일반적으로 순음 청력 검사를 해서 일상 생활에 불편함을 초래하는 40dB 이상의 청력손실이 있을 때 적용된다. 보청기의 사용의 결정은 충분한 이비인후과 검사를 마친 후 난청이 약물이나 수술요법으로 개선되지 않다는 것이 판단된 후에 내리는 것이 중요하며 난청자의 연령, 직업, 사회 경제적 위치, 지능, 성격 등의 요소를 고려해야 한다. 특히, 현대사회에서 회의가 많은 직업을 가진 사람의 경우에는 일상생활에서는 큰 불편을 못 느끼는 정도의 난청이라도 회의석상에서 일시적으로 사용하는 보청기 등의 역할이 강조되고 있다.

⚛ 보청기의 종류와 특성

1) 보청기의 구성

보청기는 기본적으로 소리를 증폭시켜 내이로 전달되는 소리자극을 크게 하는 것으로 여러 가지 형태의 보청기가 있지만 기본적으로 다음과 같은 구조를 갖는다. 음파를 수집하는 마이크로폰(microphone), 수집된 소리를 더 크게 증폭시키는 증폭기(amplifier), 소리를 귀에 전파시키는 수화기(receiver)와 외이에 장착하는 이응형기 또는 귀몰드(ear mold)로 구성되어 있다.

2) 보청기의 종류

보청기는 모양과 크기에 따라 귀걸이형(Behind-the-Ear: BTE), 귓바퀴형(In-the-Ear: ITE), 외이도형(In-the-Canal: ITC), 초소형 귓속형 또는 고막형(Completely-in-the-Canal: CIC) 등으로 분류한다. 이외에도 안경형이나 박스형과 같은 특수 형태의 보청기도 있다. 귀걸이형 보청기는 주로 소아나 고출력의 보청기를 원하는 경우 즉, 고도난청 환자에 사용하며 FM(frequency modulation)방식의 보청기로 사용할 수도 있다. 귓바퀴형은 귓바퀴와 귓속부분에 삽입되는 형태이고 고막형인 경우는 거의 전부분이 외이도 내에만 삽입된다.

또한 보청기는 그 성능에 따라 선형 증폭형(linear amplification), 비선형 증폭형(non-linear amplification)으로 나눌 수 있고, 음성신호처리 방식에 따라 아날로그 방식과 프로그램형(programmable), 디지털형(digital type)으로 나눈다. 프로그램형 보청기는 음성처리 방식은 아날로그 방식이지만 디지털 형식으로 보청기의 특성을 조정하는 형태이다. 그 외에 특수한 기능을 가진 보청기로는 아주 나쁜 쪽의 음정보를 받아서 반대편의 좋은 쪽으로 전달하는 CROS(contralateral routing of signals), 통상 사용되는 보청기를 사용하는데 문제가 있는 경우 골전도를 이용하는 골전도형 보청기(bone conduction hearing aid) 등이 있다. 이러한 여러 종류의 보청기는 그 모양에 관계없이 최근에는 디지털 화되고 있다.

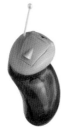 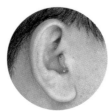

 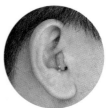

귀속형 보청기 (CIC) 외이도형 보청기 (ITC)

 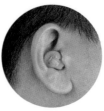 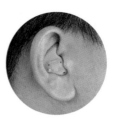

귓바퀴형 보청기(ITE)

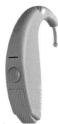 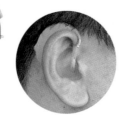

귀걸이형 보청기(BTE)

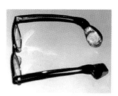

안경형 보청기

그림 4 보청기의 종류

3) 보청기의 선택

보청기의 모양을 선택하는데 있어서는 환자의 선호도가 가장 중요하고 대부분의 환자에게 미용적인 이유로 귓속형(고막형)을 선호하지만 환자의 청력상태가 고도 난청일 경우는 출력을 크게 해야 하므로 귀걸이형이 유리하고 유소아의 경우처럼 외이도가 계속 성장하는 경우, 환자가 작은 보청기를 적절히 다루지 못하는 경우, 지속적으로 이루가 나오는 경우 등에도 귀걸이형이 유리하다. 그 외에 외이의 형태, 환자의 재정적 상태, 환자의 연령 등을 고려해야 한다.

보청기는 모든 음(소리)을 증폭시키므로 사람의 음성이외의 주위에서 생기는 모든 소리도 증폭시킨다. 이러한 점 때문에 주위소음의 증폭에 의하여 필요한 말을 잘 알아들을 수 없는 경우가 생길 수가 있는데 주로 감각신경성 난청의 경우에서 이런 문제가 발생한다. 최근에는 전자산업의 발달로 주파수영역별로 자동 조절이 가능해졌으며 음의 전도방식도 아날로그방식에서 디지털 방식으로 발달되어, 주위소음을 가능한 한 줄이고 자연음에 가까운 소리를 들을 수 있는 보청기가 개발되었고 앞으로 더 발달된 보청기가 나올 것으로 기대된다.

감각신경성 난청에서는 청신경의 분석능력이 장애를 받고 있기 때문에 아무리 고급이고 잘 조정된 보청기라 해도 음이 비뚤어지게 되는 것을 피할 수는 없다. 보청기는 난청자가 대화할 때 불편한 것을 경감시키는 유효한 의료기구로 생각해야 한다. 완벽하게 청력을 정상화시키는 것이 아니라는 한계를 인식하고 본인 자신이 쓸 것인가 아닌가를 결정하고 보청기사용자에 대한 주위 특히 가족들의 배려가 보청기사용을 유지하는 키포인트가 된다. 중요한 점은 일상생활 및 사회생활에서 보청기 착용을 통하여 청력저하에 의한 불편을 최소화시키고 이득을 얻을 수 있다는 점이며, 완벽한 청력의 정상화가 아니라는 점의 인식이다.

보청기는 양쪽에 모두 착용하는가?

보청기를 착용하는 귀를 선택하는 경우는 양측에 난청이 있으며 양측의 차이가 12~15dB 이내의 차이인 경우는 가능하면 양측에 착용할 것을 권한다. 그 이유로는 양측 귀로 듣는 경우 한쪽 귀로 듣는 것보다 청력이 향상되는 효과가 있으며, 소리 방향을 감지하는데 유리하고, 머리 가림 효과(head shadow effect)*를 제거할 수 있으며, 소음환경에서 소리의 감별력이 증가하기 때문이다. 그러나 양측의 차이가 30dB 이상의 비대칭이 있는 경우에는 양측에 착용하는 것이 크게 이득을 주지 못하는 것으로 알려져 있다. 만약 한쪽 귀에만 착용할 경우에는 양측 청력이 55dB 보다 좋은 경우에는 청력이 나쁜 쪽에 착용하고 양측 청력이 55dB 보다 나쁜 경우에는 청력이 좋은 쪽에 사용하는 것이 결과가 좋다. 또한, 같은 조건이면 언어감별력이 좋고 가청범위(dynamic range)가 넓은 쪽을 선택하는 것이 좋다.

초기의 적응기간이 필요하다

보청기는 안경과 틀려 귀에 맞는 성능을 갖춘 보청기라 해도 어디에서나 바로 충분한 효과를 나타내는 것은 아니다. 보청기를 통해서 들리는 소리에 익숙해지는 훈련이 약 1~3개월 정도 필요하다. 텔레비전을 보는 것도 좋으나 나이 먹은 노인에 있어서 필요한 것은 가족들과의 대화이다. 훈련의 시작은 집안 가족들과의 일대일 대화가 좋다. 우선 조용한 곳에서 상대의 1m 이내에서 보통의 소리나 조금 작은 소리로 천천히 확실하게 말을 하도록 하여 적응을 시작하도록 한다. 보청기의 효과를 높이기 위해서는 주위의 사람들 특히 가족의 이해와 협력이 필요하다.

---

* 한 쪽 귀로 들려온 소리가 반대 쪽으로 전달될 때 소리의 에너지가 감소하는 현상.

보청기의 조절

보청기를 선택한 후 가장 좋은 언어이해를 얻기 위한 보청 특성이 되도록 조정하여야 하며 조용한 방에서 작은 소리부터 듣기 시작하는 적응훈련이 꼭 필요하다. 특히 노인들은 음향조절이나 건전지 교환 등이 서툴 수 있기 때문에 주의 깊게 반복하여 설명하고 이해시키도록 해야한다.

보청기의 문제점

보청기를 처음 사용한 사람은 대부분 일정 정도 불편함을 호소한다. 소리의 되울림이나 폐쇄감, 동굴에서 듣는 것 같은 소리의 변형, 주위의 자극적 소음, 보청기 착용의 불편감, 외이도 자극 증상 등이 그것이다. 이응형기(ear mold)내의 튜브 길이나 넓이를 변형시키거나 음향배출공의 모양을 변화시키면 보청기의 주파수별 반응을 변화시킬 수 있고 보청기에 기공(vent)을 설치하면 소리가 울려 들리는 폐쇄효과를 줄일 수 있다. 음특성 완충기와 필터를 이용해서 외이도에서 생기는 공명현상을 완화시킬 수도 있다.

그 외에 난청의 형태에 따라 각 주파수에 따른 손실을 보정해야하는데 이는 보청기에 달려있는 조절기(potentiometer)를 이용해 이득, 고음 및 저음의 증감, 최고 출력, 압축률 들을 조절한다. 그러나 최근의 디지털 보청기는 외부에 조절기가 부착되어있지 않고 보청기와 컴퓨터를 연결하여 이들을 조절할 수 있고 여러 독립적인 주파수 채널을 갖고 주파수 특성 조정이 용이하여 저음은 정상이고 고음역만 급격히 떨어지는 노인성 난청의 경우 고음역만 조절할 수 있어 유용하다.

보청기는 소리의 근원지에서 멀어질수록 신호/잡음 대비가 나빠져서 잘 도움이 안 될 때가 있다. 따라서 개인 FM 보청기 방식이 교실 내 청취 같은 집단 대화시에 사용되기도 한다. 이와 같이 최근에는 보청기에 관계된 많은 프로그램 개발로 보청기의 처방이 쉬워졌으나 성공적으로 보청기 재활이 이루어지려면 보청기 착용 후에 안경과는 달리 수주에서 수개월의 적응기간과 조정기간이 필요하며, 유소아의 경우에는 위와 같은 보청기의 처방과 조절 뿐 아니라 적절한 청능훈련, 언어치료, 인지훈련 등이 병행되어야 한다.

와우 이식(Cochlear Implantation)

와우이식은 일반적으로 양측 귀에 고도의 감각신경성난청을 가진 환자가 적절한 기간 동안 보청기를 사용해도 청력재활에 효과가 없을 경우에 와우내로 와우이식기의 전극을 삽입하여 남아있는 청신경에 전기자극을 함으로써 음을 감지할 수 있게 하는 수술이다. 특히, 고도난청을 가진 유소아에서는 시기 적절한 음자극이 대뇌의 발달에 필수적이라는 점에서 매우 중요하다.

와우이식은 수술 후 재활과정이 청각재활의 성공 여부를 결정하므로 수술 전 청각사, 언어치료사, 이비인후과 의사, 정신과 의사, 언어병리학자, 사회사업가 등의 전문가로 구성된 와우이식팀이 수술 전 평가과정에서부터 긴밀히 협조하여야 할 필요가 있다.

1) 와우이식술의 적응증

와우이식은 점차 그 범위와 적응증이 넓어져 Nucleus 24의 경우에는 12개월 이상의 영아에게 사용가능하나 현재까지는 18개월 이상의 양측귀의 고도의 감각신경성 난청환자가 대상이다. 수술 적응증으로는 어음 판별력이 30% 미만이어야 하고 청신경은 기능이 있어야 하며 환자와 보호자가 강한 동기를 갖고 있으며 수술에 금기가 될만한 문제가 없어야 하고 CT나 MRI 상에서 내이에 심한 이상이 없어야 한다. 또한 수술 전 3개월 이상 보청기를 사용하여 소리에 대한 적응이 되어 있는 것이 중요하다. 청신경 손상이나 뇌병변에 의한 청력장애와 중이에 염증이 있거나 와우의 심한 기형으로 전극을 삽입할 수 없는 경우, 심각한 정신질환, 정신지체가 동반된 경우는 제외된다. 최근에는 어느 정도 잔청이 남아 있어도 더 나은 청력을 위해 와우 이식을 하기도 하며, 청신경 병변이 의심되는 경우에도 시행해서 좋은 결과를 얻기도 한다.

2) 수술 전 평가

난청에 영향을 줄 수 있는 약물복용이나 감염 등의 과거력과 가족력, 동반된 기형이나 당뇨, 고혈압 등의 병력에 대한 자세한 문진이 필요하며 순음청력검사, 청성뇌간반응검사, 언어청력검사, 전기와우검사, 청성지속반응검사(auditory steady state response), 이음향방사 등의 청력검사와 측두골 CT, MRI 촬영이 필요하다.

3) 와우이식기

와우이식기는 체내 이식기와 체외 장치로 이루어져 있다. 체내 이식기는 귀 뒤의 뼈 속에 이식되며 인공와우의 몸체와 이를 연결한 전극선으로 이루어져 있고, 체외 장치는 언어처리기(speech processor)와 머리장치(head set)로 구성된다. 소리 자극은 귀 뒤에 걸리는 머리장치에 설치된 작은 지향성 송화기(microphone)에 의해 감지되어 전달된 소리는 연결선을 따라 언어처리기로 전달되어 소리를 거르고 분석하여 부호화된 신호로 처리하게 된다. 부호화된 신호는 어음처리로부터 전송코일로 보내지고 여기에서 FM(frequency modulation) 신호로 와우이식체로 보내면 와우이식기는 적절한 전기적 에너지를 와우에 삽입되어진 전극으로 전달한다. 전극이 와우내의 청신경 섬유를 자극하고 이 전기신호를 뇌에서 소리로 인지한다.

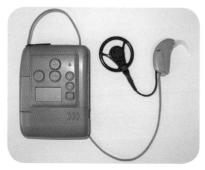

그림 5-1 와우 이식기

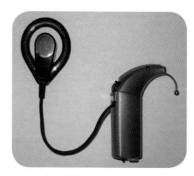

그림 5-2 귀걸이형 어음 처리기

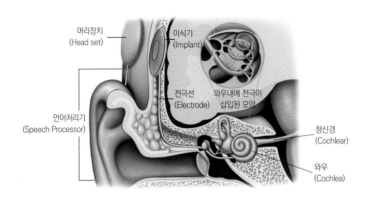

그림 6 전극의 삽입위치

4) 와우이식 수술 후 조율 및 재활

수술 후 약 4주가 지나면 각 전극의 위치와 기능 및 특성을 검사하고 언어처리기에 조율(mapping)을 해주는 것이 필요하다. 조율이란 각 전극이 적절한 음자극을 공급하게 하기위해 변수를 조절하여 각 전극별 역치와 가청범위를 결정하는 것으로 개인차가 있지만 보통 1개월정도 걸린다. 조율이 끝나면 언어재활치료를 병행하게 되는데 그 때도 정기적인 검사를 시행하여 최소가청역치와 최적가청역치를 재조정하여야 한다. 언어치료는 환자의 개개인의 필요와 능력에 따라 주 1~2회 시행되고 아동의 경우 부모의 참여를 적극적으로 유도한다. 언어능력은 수술 전과 수술 후 3개월, 6개월, 1년 마다 평가 받는다.

와우이식의 결과는 주로 환자의 수술 시의 나이, 즉, 청력상실의 기간이 짧을수록 결과가 좋고 언어를 습득한 이후에 청력을 상실한 경우가 습득하기 전 청력을 상실한 경우 보다 더 결과가 좋다. 수술시기가 청력소실 후 빠를수록 특히, 선천성 난청에서는 수술 시의 나이가 어릴수록 더 좋은 결과를 얻는다. 그 외에도 잔청의 유무, 지적수준, 교육수준, 보호자의 지지, 청력상실의 원인 등 복합적인 요소가 결과에 영향을 주기 때문에 개개인에 따라 다양한 결과를 갖는다.

8 이통(耳痛: 귀의 통증)

귀가 아파요.

　이비인후과에서는 이통을 호소하는 환자들을 흔히 접하게 된다. 대부분 이통을 귀 병변에 의한 독특한 증상으로 생각하기 쉬우나 이통은 귀 자체의 병변 즉 외이, 중이 및 유양돌기의 병변에 의한 것뿐만 아니라 귀에는 이상이 없이 외적 원인 즉 구강, 인후두 등의 질환에서 반사적으로 통증을 호소하는 방사성 이통으로 나타나기도 한다. 결국 이통이라는 단순한 증상으로 귀의 이상을 진단할 수도 있고 귀의 이상 이외의 다른 질병을 찾아 낼 수도 있게 된다.

귀 자체의 원인에 의한 이통

　외이 및 외이도 질환에 의한 이통에는 귀바퀴(이개) 및 외이도에 발생한 피부염, 이개 연골막염, 귀구멍(외이도)에 이물이 들어간 경우, 외이도의 모낭이나 피지선에 급성염증이 발생한 경우 등이 있다. 특히 병변이 연골막을 압박할 때는 통증이 심하게 나타난다. 연골막을 침범한 염증에서는 귀의 모양이 변형될 우려가 있으므로 특히 주의하여야 한다.

　중이의 질환에 의한 이통은 대부분 급성염증으로 인해 중이강 내의 압력이 상승되어서 생긴 것으로 고막절개술이나 고막의 자연천공으로 농성 분비물이 빠져나가게 되면 이통이 사라진다. 만성중이염에서는 일반적으로 통증이 없다. 이외에 급격한 외부기압의 변동, 특히 비행기 상승이나 하강 시 중이내의 상대적인 압력 변화에 의해서도 이통이 유발된다.

외적원인에 의한 이통

　귀 자체의 병변 없이 귀에 분포되어 있는 삼차신경, 안면신경, 설인신경, 미주신경 및 제 2, 3 경신경총 등의 자극에 의하여 발생한다. 이러한 신경들이 분포된 인접부위의 병변에 의하여 이통을 호소하게 되는 것이다.

　턱뼈 관절염, 충치, 혀 앞 2/3 부위의 병변, 침샘의 일종인 악하선의 염증 또는 결석 질환이 있는 경우 등에서 '삼차신경'이 자극되어 이통이 생기며, 급성인두염, 편도염, 편도주위 농양, 혀 뒤 1/3 부위의 병변은 '설인신경'을 자극하여 이통을 유발시킨다. 안면신경은 슬상신경통, Bell씨 마비, 이성대상포진시 이통을 느낀다. 또한 후두 및 기관 상부의 급성 염증, 결핵, 종양 등은 '미주신경'을 자극하여 이통을 유발하게 된다.

　이와 같이 다른 부위의 질병에 의해 동일한 신경지배를 받고 있는 장소에 동통이 유발되는 것을 방사통이라 한다. 이통의 대부분의 원인은 이와 같은 방사통이므로 진찰에서 귀에 질환이 없으면 상기 부위의 진찰이 중요하고, 환자 및 보호자들도 이에 대한 이해가 필요하리라 생각된다. 임상에서는 대개 편도수술 후나 급성편도선염, 편도주위농양, 후두종양, 후두결핵 등을 앓고 있을 때 방사통을 상당히 경험하게 된다.

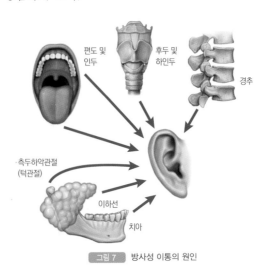

편도 및 인두 　후두 및 하인두 　경추

측두하악관절 (턱관절) 　이하선 　치아

그림 7 　방사성 이통의 원인

이통의 치료

우선 이통의 원인을 찾기 위하여 귀 뿐만 아니고 이비인후과 영역 전체를 상세히 진찰해야 한다. 소아가 울고 보챌 때에는 급성 중이염에 의한 이통인 경우가 많은 것을 유념해야 한다. 통증에는 대증적으로 진통제가 사용된다. 화농성 염증에는 항생제를 투여하고 턱뼈 관절염에는 스테로이드 호르몬제를 쓰기도 한다.

외과적 치료로는 급성 화농성 중이염일 때에는 고막절개술을 시행하여 통증을 급속히 완화할 수 있고, 외이도의 이절(종기)은 절개하여 배농을 한다. 약물치료에 반응하지 않는 난치성 신경통에서는 수술적으로 신경을 차단하는 수도 있다. 때로는 신경과적 진찰이 필요한 경우도 있다.

9 귀지(이구: 耳垢)와 이구전색

귀지는 꼭 파내야 하나?

귀지? 이구? 이구전색?

'이구'란 외이도에 생긴 귀지를 말하며, '이구전색'이란 귀지로 외이도가 막힌 것을 말한다. 외이도의 외측 1/3의 피부에는 땀샘, 피지선, 이구선 등의 분비선이 있다. 그 분비선으로부터 분비물, 벗겨진 피부, 먼지 등이 뭉친 것이 귀지이다. 귀지는 크게 두 종류가 있다. 하나는 건조한 귀지로 동양인에게 많고 다른 하나는 귀지가 끈적끈적한 습이구로 서양사람에게 많다. 동양인에서도 가끔 습이구를 볼 수 있는데 끈적한 분비물에 의하여 외이도 및 중이의 염증이 있는 것으로 혼동될 수 있다. 이것은 유전적이며 평생 변하지 않는다.

귀지는 어떤 역할을 하나?

귀지는 우리들의 몸을 지키는 중요한 역할을 한다.

① 이구선이라는 분비선에서의 분비물이 산성이며 단백분해효소를 포함하기 때문에 세균발육을 억제하는 효과가 있다.

② 이구에는 지방이 포함되어 있으므로 피부 표면의 건조를 예방하고 피부를 보호한다.

③ 외이도내의 털과 함께 귀구멍 속으로 이물의 진입을 막는 보호작용을 한다.

외이도와 고막의 피부는 항상 외이도 입구를 향해서 성장하기 때문에 이구는 저절로 외이도 입구로 이동한다. 또한 음식물을 씹거나 턱의 관절운동으로 외이도가 넓어졌다 좁아졌다 하면서 이구는 점차 외부로 밀려나오게 된다. 대개 하루에 0.05mm씩 자연스럽게 외이도 바깥쪽으로 배출된다.

귀지로 발생할 수 있는 문제

이구로 인하여 난청, 외이도염, 고막손상, 폐쇄성 각화증 등이 발생될 수 있다. 특히 끈적한 귀지는 자연배출이 잘 안되어 증상을 유발하기가 쉽다.

외이도에 귀지가 쌓여 막히게 되면(이구전색) 난청, 이명 등의 증상이 생긴다. 이구전색은 머리핀, 성냥개비, 귀 후비개 등으로 귀지를 제거하려다가 오히려 속으로 밀어 넣어서 유발될 수 있다. 또한 수영, 다이빙, 머리 감은 후 등에 의해 귀에 물이 들어가서 어느 정도 쌓여있던 귀지가 수분을 흡수하고 팽창되어 외이도를 완전히 막을 수 있다. 외이도가 완전히 막히면 난청이나 귀 안이 꽉 찬 충만감 등의 증상을 호소하며 실제로 청력검사상 경도의 청력저하소견을 보인다. 또한 이구 자체는 피부를 보호하는 작용이 있으나 오염된 물이 들어가면 팽창하면서 균의 좋은 배양지가 되므로 외이도염을 쉽게 일으키고, 고막염을 유발할 수도 있다.

귀지를 제거할 때 주의 사항

① 귀지는 외이도 입구로 자연히 밀려나오게 된다. 오히려 가정에서 이구를 제거하려고 여러 가지 도구를 사용하다가 외이도나 고막 손상을 일으키기 쉽고, 심하게는 고막 또는 귀안의 소리를 전달하는 뼈인 이소골이 손상될 수도 있다. 특히 소아는 이구를 제거할 때 움직여서 여러 손상이 올 수 있기 때문에 주의하여야 한다. 그러므로 가정에서는 외이도 입구의 보이는 귀지만을 귀 후비개로 조심스럽게 제거하는 수준에 그쳐야 한다.

② 귀 청소할 때는 주위에 어린이가 없을 때 해야 한다. 아이가 갑자기 덮쳐서 고막에 손상을 입는 경우가 자주 있다.

③ 귀지를 지나치게 파내는 것은 적당히 남겨두고 파내는 것보다 오히려 나쁘다. 지나치게 귀지를 파려다가 외이도의 피부가 손상되고 염증이 생겨 심한 통증을 유발할 수 있다.

④ 외이도를 막을 정도로 크거나 딱딱하게 굳어서 이구겸자로 제거하기 힘든 경우는 귀지 녹이는 약(이구용해제: 중조 1.0, 글리세린 5.0, 증류수 15의 혼합액)을 여러 차례 귀에 넣어 이구를 연하게 한 후 세척을 하여 제거한다. 귀 세척은 체온(37℃)에 맞게 물을 덥혀서 하고 세척 후는 깨끗하게 닦은 후 외이도와 고막을 검사한다. 단, 이와 같이 외이도에 약물이나 용액을 주입하는 방법은 반드시 이비인후과의사와 상의 후 시행하여야 한다. 고막에 구멍(천공)이 있는 경우에 이와 같은 방법을 시행하였을 경우에는 중이염을 유발할 수 있고 체온과 같은 온도로 가온하여 사용해야 현기증의 발생을 막을 수 있다.

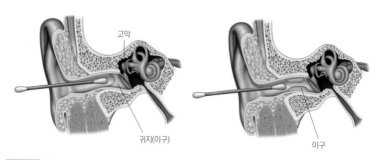

그림 8 외이도 청소 중 귀지가 안쪽으로 밀려들어가는 상태를 보여준다. 그림과 같이 되면 난청을 유발한다.

결국 이구가 어느 정도 있는 것은 외이도 외부를 보호하고 염증방어작용이 있으므로 무리해서 제거할 필요가 없고, 귀에 이물증세가 있거나 귀 폐쇄증세가 있고 귀에서 냄새가 나는 이루가 있을 때, 청력저하 등의 증상을 동반할 때 이비인후과를 찾아 안전하게 제거하는 것이 좋다.

10 귓물(이루: 耳漏)

귀에서 고름이 나온다.

⁂ 이루?

'이루(耳漏)'란 외이도나 중이(고막보다 안쪽의 소리를 전달하는 구조) 또는 그 주변의 병변에 의해 외이도를 통해 흘러나오는 분비물을 말한다. 이루는 그 성질, 양, 기간 등으로 염증의 과정과 그 병이 얼마나 심한지 짐작할 수 있고, 또한 이루의 세균배양검사, 현미경적 세포검사나 화학분석 등으로 질환의 진단이나 치료에 도움을 주는 중요한 증상 중의 하나이다.

⁂ 여러 가지 형태의 이루

이루는 수성(물 같은 액체), 장액성(묽은 액체), 점액성(끈끈한 액체), 농성(고름), 혈성(피가 섞인 액체) 등 여러 가지이며, 이들은 서로 혼합되어 나타나는 경우가 많다. 장액성 이루는 중이강 내에 음압이 생기는 경우 모세혈관에서 혈장이 새어나와서 생기며, 점액성 이루는 중이강의 점막에서 분비되는 삼출액이다.

이루가 있는 경우 천천히 흡입하여 발생부위를 정확하게 확인하는 것이 진단에 도움이 되며 적절한 치료를 위해 초진에서 균 배양 및 약물 감수성 검사를 시행하는 것이 좋다.

각 질환별 이루의 주된 원인 및 특성

외이로부터 생긴 이루는 외이 피부로부터 나온 것이며 외이도염, 이절, 혹은 외이도습진 등이 원인이며 장액성 혹은 농성분비물이고 귀를 만질때 통증이 있거나 가려움증을 동반하는 경우가 많고 이루의 양은 많지 않은 편이다.

'급성 외이도염'에서는 초기에 수성 혹은 장액성 이루를 분비하지만 만성화하면 농성으로 변하며, '이절'(외이도에 생긴 작은 종기)이 터지면 농성 또는 혈-농성 이루를 분비한다.

중이로부터 배출된 이루는 점액성, 점액농성 분비물이 많고 반드시 고막천공을 동반하며 만성중이염의 급성악화나 다른 합병증을 동반하지 않는 한 통증은 없는 것이 보통이다.

'급성 화농성 중이염'의 초기에는 장액성 혹은 장액혈성이던 것이 차츰 농성으로 변하고 치유기에 들어서면 점액성이 된다. 급성 화농성 중이염의 이루는 대개 2주를 넘지 않는다. 만약 이루가 2주 이상 계속되며 다량의 농성 이루가 박동성으로 나타나면 염증이 측두골의 유양동(중이와 연결되어있는 뼈속기관)으로 파급된 증거이다.

'만성 화농성 중이염'에서는 보통 소량의 점액성 이루이나, 악취가 나는 다량의 농성 이루를 나타낼 때에는 혼합감염에 의한 급성 악화를 의미한다. 또한 병의 경과 도중 만성 염증에 의한 육아조직이나 용종(물혹)이 형성되면 혈성 이루를 분비한다. 그 외에 혈성 이루는 인플루엔자성 중이염, 출혈성 고막염 때볼 수 있다.

'두개골 기저부의 골절'에서는 혈성이면서 맑은 물 같은 수양성 이루가 나오면 뇌척수액일 가능성이 있으므로 주의를 요한다.

'진주종'(만성 중이염 중 뼈를 파괴하며 진행되는 악성 경과의 중이염)을 형성했을 때는 농성 혹은 점액농성 이루와 특징적인 악취가 있으며, 광택이 나는 유백색의 생선 비늘이나 비지 부스러기 같은 물질이 섞여 나온다.

최근에는 매우 드물지만 '결핵성 중이염'에서는 소량의 수성 무통성 이루가 보통이며 다발성 고막천공과 육아종을 동반하는 경우가 있고, 골파괴를 수반할 때는 악취가 나는 농성으로 변한다.

치료

위와 같이 이루는 여러 가지 질환에 의하여 나타날 수 있는 증상이므로 정확한 진단에 따른 적절한 치료를 요하게 된다. 그러므로 이루가 있으면 이비인후과를 찾아 그 원인 및 원인균을 찾고 이에 맞는 치료를 하여야 한다.

11 이명(耳鳴: 귀울음)

귀에서 바람소리, 물소리, 기계소리, 곤충울음소리가 들린다.

✤ 이명이란?

생리적 현상으로는 보통은 느끼지 못하는 것으로 외부의 소리자극이 없음에도 불구하고 소리를 느낄 때 '이명' 이라고 한다. 이명은 귀 질환의 중요한 증후의 하나이며, 귀 질환의 단독 혹은 조기 증상으로 존재할 때도 있다. 이명의 기전은 아직 확실히 규명되지는 않았으나, 귀 및 청각신경 경로의 이상에 의해서 발생되는 것으로 생각된다. 이명은 금속성 음, 물 흐르는 소리, 맥박소리, 모터소리 혹은 곤충 울음소리 등이 많으며 지속적인 경우와 간헐적으로 나타나는 경우가 있다. 일과성으로 나타나는 이명증은 90% 이상의 사람이 경험하는 것으로 병적인 것이 아니다. 그러나 일부에서는 이명증이 장기간 지속되며 사람에 따라서 각기 다른 정도의 불편함을 호소하게 된다. 이명증은 매우 흔한 질환 중의 하나로 미국의 경우 인구 중 약 5천만 명 이상, 전체 인구의 17% 정도가 이명증으로 불편함을 겪고 있으며, 이 중 천이백만 명(4%) 정도는 병원을 찾을 정도로 심한 이명증을 호소한다고 한다. 그리고 이중 백만 명(1%) 정도는 이명증이 너무 심해서 정상적인 생활을 할 수 없을 정도라고 한다.

🎋 이명의 종류

1) 자각적 이명-환자 자신에게만 들리는 이명

① 난청을 동반하는 이명

외이도의 귀지, 이물, 외상성 고막천공, 삼출성 중이염 등에서는 저음의 이명이 나타난다. 중이의 급성 염증에서는 박동성 이명이 나타나며 염증이 없어지면 이명도 없어진다.

만성 유착성 중이염, 노인성 난청, 메니에르 병, 이경화증 등에서는 지속적이며 고음의 이명이 나타난다. 또한 지속적인 이명이 있을 때는 청신경종양, 약물중독이나 음향성 외상 등을 의심하여야 한다.

② 난청이 없는 이명

이비인후과적으로 특별한 원인이 없는 경우로 동맥경화증 및 고혈압, 빈혈, 내분비장애, 패혈증, 중추신경계통의 매독, 알레르기 및 전신쇠약 등에서 올 수 있다.

신경성 혹은 정신적 원인에 의해 이명을 호소하는 경우에는 이명이 일정하지 않으며 중추신경계통은 정상이고 정신적으로 흥분할 때 더 심해지고 아침보다 오후 늦게, 피로할 때에 더 심해진다.

2) 타각적 이명-검사자에게도 들리는 이명

타각적 이명은 매우 드물게 나타나는 증상이다.

심한 전신쇠약환자에 있어서 이관이 비정상적으로 개방되었을 때 호흡과 일치해서 바람 부는 소리와 같은 이명이 들리며, 두경부의 혈관질환 특히 동정맥류에서 심박동과 일치하는 박동성 이명이 있을 수 있다. 또한 연구개 근육의 반복적인 수축에 의하여 타각적 이명이 나타날 수 있다.

이러한 타각적 이명은 환자의 귀와 검사자의 귀를 청진기 고무관으로 연결하여 들으면 환자가 듣고 있는 이명을 검사자가 들을 수 있다.

이명의 진단

이명의 성격과 음질, 즉 고음 또는 저음인지, 물소리인지 바람소리인지 매미우는 소리인지 등을 자세히 알아야 한다. 또 이명의 기간, 연속적인지 혹은 간헐적인지, 언제 심해지는지, 청력장애나 현기증 등의 증상의 동반 여부 등을 조사한다. 외이도 및 고막의 검사와 함께 청력검사, 뇌간유발전위검사 등을 시행하며 필요에 따라 방사선 검사를 실시한다.

이명의 치료

외이나 중이질환에 의한 이명은 각 질환의 치료에 의하여 만족스러운 이명치료가 가능하다. 이관(중이와 코의 뒷부분을 연결하는 관)장애에 의하여 발생한 전음성 난청에 수반하는 이명에는 이관통기법으로 효과를 볼 수 있다.

가장 많은 빈도를 보이는 감각신경성 난청과 동반되는 이명에는 비타민제, 혈액순환 개선제, 신경안정제 등을 사용하나 확실한 효과를 나타내는 경우는 많지 않은 편이다. 여러 가지 약물이 연구되고 적용되어 왔으나 확실한 효과가 입증되어 있는 약물은 정맥 내에 국소마취약을 투입하였을 경우에 일시적으로 호전되는 것뿐이며, 그 이외의 약물은 치료효과를 인정받지 못하고 있는 실정이다. 이외에 주목받고 있는 치료법으로는 부신피질호르몬제를 중이강에 주입하는 방법, 잡음을 장기간 듣게 하는 방법(차폐장치, Masking device), 보청기 착용으로 주변의 소음을 증가시켜 이명을 느끼지 않게 하는 효과를 노리는 방법, 심리학적 치료법으로 이명의 습관화 등을 들 수 있다. 이중 이명의 습관화(habituation)란 우리의 뇌는 중요한 정도에 따라 소리를 분류하는 특성이 있어서 중요한 의미를 지니는 소리는 정신을 더 집중하게하고 이명은 들리지 않도록 하는 치료법이다. 이명의 습관화 치료법은 성공률이 높고 부작용이 거의 없는 치료방법이지만 치료기간이 12개월 내지 18개월 정도로 길기 때문에 환자 본인의 적극적인 자세가 필요하다. 현재 가장 각광받는 치료방법은 심리학적 안정을 취하게 하는 것과 함께 이명을 환자가 불편하지 않게 느끼도록 보조하여 주는 방법이다. 이명 자체를 완전히 없애는 것이 아니고 환자가 이명으로 인하여 불편하지 않도록 이끌어 주는 것이 주안점인 것이다. 이명으로 자지 못할 때는 잠이 잘 오는 음악이나 이명과 같은 주파수의 음악이나 라디오를 듣는 것도 이명방지의 한 방법이 될 수 있다. 이명의 치료에서 가장 중요한 점은 세밀한 진찰 및 검사를 통하여 중한 질환이 동반되어 있지 않은 것을 확인한 후 환자를 안심시키는 것이다. 이명은 정신적인 안정 후 호전될 수 있기 때문이다.

이명의 치료에 도움이 되는 것들과 수면을 위한 조건

1) 이명에 도움이 되는 것들

① 큰 소음에 노출되는 것을 피할 것

② 정기점진을 하여 고혈압, 고지혈증, 당뇨, 갑상선 기능 이상 등이 있으면 치료를 받을 것

③ 식사 때 염분섭취를 줄일 것

④ 커피, 콜라, 담배 등의 신경자극물질을 피할 것

⑤ 혈액순환을 돕도록 매일 적당한 운동을 할 것

⑥ 적당한 휴식을 취하고 과로를 피할 것

⑦ 충분한 검사로 위험한 원인이 없다고 판명되면 더 이상 이명을 두려워하거나 맞서 싸우지 말고 무시하도록 노력할 것

⑧ 신경을 쓰거나 스트레스를 받는 상황을 피할 것

⑨ 너무 조용한 장소에 있으면 이명에 자꾸 신경을 쓰게 되므로 되도록 너무 조용한 장소는 피할 것

⑩ 다음의 약제를 투여할 때 의사와 상담하여 투약 여부를 결정할 것

▶ 아스피린 또는 진통소염제

▶ 이뇨제

▶ 항생제 또는 항암제: 특히 아미노 글리코시드 계통의 항생제는 피할 것

⑪ 이명에 대해 전문가의 조언을 구할 것

2) 수면을 위한 조언

이명증을 가진 사람들은 이명 때문에 수면장애를 겪는 수가 많다. 다음과 같은 방법이 수면을 위해 도움이 될 수 있다.

▶ 침실을 밤에 잠을 자기 위해서만 사용하고 침실에서 낮잠을 자거나 일을 하거나 책을 읽는 것은 피하고, TV나 VTR도 침실에서 치우는 것이 좋다.

▶ 만약 잠자리에 든 지 15분 내지 20분이 지나도 잠이 오지 않는다면 더 이상 잠자려고 노력하지 않는다. 이럴 때는 우유나 카페인이 없는 차를 마신다거나 하면서 시간을 보내다가 피곤해지면 다시 침실로 간다. 만약 그래도 잠이 오지 않는 다면 다시 침실을 나와 똑같이 반복한다.

▶ 무엇보다도 너무 조용한 상태를 피하고, 녹음기, 라디오 등을 희미하게 들릴 정도로 켜 놓는다. 이명이 안 들릴 정도로 너무 크게 켜놓는 것보다는 되도록 작게 켜 놓는 것이 좋다.

외이도염
(급성외이도염 및 만성외이도염)

귀를 후빈 후, 또는 수영 후 귀가 아프다.

외이도? 외이도염? 풀병?

외이도는 귀를 구성하는 부분 중 귀 바퀴(이개)에서 고막까지의 관을 의미하며 길이는 약 2.5~3cm 정도이다. 외측의 1/3은 연골부 이고 내부 2/3는 골부로 되어 있다. 외이도는 고막을 보호하는 역할, 외계의 음을 고막에 전달하는 역할, 음을 공명으로 증폭시키는 역할 등을 하고 있다. 외이도는 피부, 피지선, 땀샘, 이구선(귀지샘), 모낭, 연골 및 골(뼈)로 구성되어지며 '연골부 외이도' 의 피부에는 피지선이라고 하는 분비선이 있고 작은 털이 나 있으나, '골부 외이도' 의 피부에는 분비선도 없고 우리 몸 중에서 피부가 가장 얇다(그림 1참조). 이 부위에 여러 가지 원인으로 인해 염증이 생긴 것을 외이도염이라 한다. 특히 풀장에서 수영을 한 후 잘 생기기 때문에 '풀병' 이라는 별칭이 있다.

1) 원인

주로 외이도의 세균감염에 의해 발생하며 다음과 같은 요인이 관계된다.

▶ 불결한 방법으로 귀지를 제거하려다 외이도에 손상을 입힌 경우
▶ 덥고 습한 기후, 특히 수영, 목욕, 잠수를 한 후
▶ 중이염이 있는 사람에서 고름이 외이도를 자극하는 경우
▶ 개인별 감수성 및 알레르기 환자
▶ 당뇨병

고령의 당뇨병 환자에서 극심한 괴사성 외이도염이 발생할 수 있어 이를 '악성 외이도염' 이라 하며 적절한 조기치료를 하지 않는 경우 사망에 이를 수도 있다.

급성 외이도염

외이도에 급성 염증이 발생한 '급성 외이도염' 에는 외이도에 넓게 피부염을 일으키는 외이도염과 외이도의 한 부위에만 국한해서 피부염이 생기는 국한성 외이도염(종기)이 있다. 귀 후비개나 손가락, 수영 등의 자극이나, 만성중이염 및 외이도 습진 등의 분비물에 의한 자극으로 일어나는 세균감염이다.

1) 증상 및 진단

증상으로는 통증, 가려움증(소양감), 난청, 발열 등이 있으며 통증은 경한 불쾌감으로부터 심한 박동성 통증까지 다양하며 귀 바퀴를 잡아당길 때 심해진다. 이루(귀의 분비물)는 말라서 사각사각해지는 것이 특징이다. 귀의 종기는 털의 모낭이나 분비선에 세균이 감염되어서 일어나는 것으로 연골부 외이도에서 발생하며 골부 외이도에서는 생기지 않는다. 귓속의 종기에 의한 통증은 염증이 퍼지면 심하게 되어 수면을 취하지 못할 정도이며 입도 벌려지지 않는 경우도 있다. 외이도 입구나 주위가 빨갛게 부어오르고 귀 주위나 목의 림프선이 붓는 경우도 있다. 귀의 종기가 어느 정도 퍼지면 3일에서 5일 정도에 화농해서 자연히 농이 나와 치유되는 경우가 있다. 화농하면 절개하거나 자연히 터져 낫는 것을 기다리는 보존적 요법을 쓰면 치료가 된다. 재발이 잦은 경우에는 당뇨병 유무에 대한 검사가 필요하다.

2) 치료

세심한 외이도의 치료와 항생제, 소염제 등의 병합투여요법을 사용하며 고름에서의 세균배양검사를 통해 원인세균을 찾아내고 이에 대한 적절한 항생제를 선택한다. 농양(고름주머니)이 형성된 경우에는 절개하여 고름을 제거해 주어야 한다.

급성 외이도염은 조기에 발견하여 조기 치료를 하는 경우 치료기간이 단축되며, 환자의 고통도 적어지므로 의심이 되면 조기에 이비인후과적 진찰을 받는 것이 중요하다.

만성 외이도염

만성 외이도염이 급성외이도염과 다른 점은 '통증이 없다는 점과 가려움증'이다. 귀구멍을 후비거나 귀 주위에 손을 대면 더욱 더 가려워진다. 끈적끈적하게 귀 고름이 나오는 경우와 거칠거칠하게 말라붙은 부스럼딱지가 생기는 경우가 있다. 외이도 습진, 외이도 진균증이 원인인 경우가 많다. 최근에는 통칭하여 만성 외이도염으로 부른다. 외이도 진균증은 진균(곰팡이)이 외이도에 기생하여 생긴다. 진균은 건강한 귀에 기생하는 경우는 드물다. 습진 등의 질환이 있으면 증식하고, 증상이 진행하면 비로소 하얀 막 형태의 모양을 보인다.

1) 예방과 치료

외이도는 구부러져 있어 세균이나 곰팡이의 증식이 쉽다. 염증을 일으키는 가장 많은 원인은 귀를 후비는 것이다. 당뇨병이나 알레르기체질이면 악화되기 쉬우므로 조기에 치료를 받아야 한다. 모든 외이도 질환의 치료는 외이도의 청결화가 선행되어야 한다. 이를 위하여 이비인후과에서의 진찰 및 국소치료가 필요하다. 약물치료로는 급성외이도염에는 항생제, 만성 외이도염에는 스테로이드제, 외이도 진균증에는 국소 항진균제와 외이도내의 산성화요법 등의 사용을 주로 한다.

외이도 질환에서 중요한 점은 외이도를 깨끗이 세정해주고 외이도의 산도와 건조상태를 유지하며 유발인자를 제거하는 것으로 환자 본인이 과도하게 귀나 귓구멍에 필요 없는 자극을 하지 않는 것이다. 귀후비개, 면봉, 손가락 등으로 지나친 자극에 의하여 병을 만들 수 있으며, 외이도에 가벼운 질환이 생겼을 경우 적절한 치료를 받지 않고 임의로 자꾸 자극할수록 병이 심하게 되는 경우가 많다.

13 외상성 고막 천공

귀를 맞은 후 고막에 구멍이 생겼다.

이비인후과 외래에서 자주 보는 질환 중의 하나가 외상에 의하여 고막에 구멍(천공)이 생긴 '외상성 고막 천공' 이다. 고막은 외부로부터 중이 및 내이를 차단하여 보호하고, 소리를 듣는 데 중요한 기관이지만 매우 얇은 막이라서 쉽게 천공이 생길 수 있다.

원인

귀후비개, 성냥개비, 헤어핀 등으로 직접 손상 받는 경우와 급격한 압력의 변화, 즉 손바닥으로 귀를 맞거나, 폭발음, 잠수 등으로 인한 수압 등 간접적으로 고막이 터지는 경우, 근접의 불꽃, 열상, 화학 약품, 기타 원인으로 두개저 골절이나 수술에 의한 천공 등이 있다.

가장 많은 원인은 손바닥으로 귀를 맞아 압력에 의한 고막천공이 생기는 경우이다.

증상 및 진단

이명(귀울음), 난청, 이충만감(귀 안이 꽉 찬 느낌) 및 이통 등의 증상이 있으며 고막천공의 모양은 삼각형 혹은 별 모양으로 예각을 이루며 천공주위가 발적되고 선혈 등이 묻어있는 것이 특징이다. 직접손상의 경우에는 극심한 이통

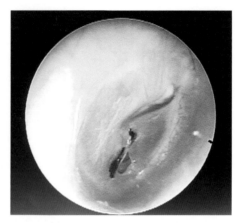

그림 9 고막의 전 하방의 외상성 고막천공 소견

과 어지럼증을 동반하는 경우가 있으며, 중이 깊숙이 손상되면 내이 손상이 있을 수도 있다.

진단은 고막의 소견상 상기와 같은 상태이면 쉽게 내릴 수 있지만 고막손상을 받고 수일이 지나면 고막천공의 모양이 둥글게 변하게 되어 만성 중이염의 천공과 감별이 어려울 수 있다. 청력검사를 시행하여 고막만의 손상인지 또는 내이까지 손상이 되어 감각신경성 난청이 오지 않았는지를 감별하여야 한다. 내이가 손상된 경우에는 어지럼증이 함께 동반되는 경우가 많으므로 진단에 도움이 될 수 있다. 고막천공의 원인이 구타인 경우가 많아 상해 등에 의한 법적인 문제가 생길 소지가 많으므로 첫 진찰 시에 고막 소견을 상세히 기술해 놓는 것이 필요하며 가능하다면 사진을 찍어두는 것이 좋다.

치료

　외이도 내에는 이구선에서 분비되는 액에 의하여 산성 상태이므로 균의 증식이 억제된다. 외상으로 고막천공이 된 후 불결한 조작이 가해지면 고막의 구멍을 통하여 외이도의 병균이 중이의 점막에 감염을 유발할 수 있다. 여기에서 말하는 불결한 조작이란 부적절한 점이약(귀에 넣는 물약)의 주입이나 거즈의 삽입 등이 대표적이다.

　병균감염이 되지 않도록 가능한 병변을 건드리지 말고 감염을 예방하기 위하여 항생제를 투여하면 2~4주 사이에 대부분의 외상성천공은 막히게 된다. 그러나 천공된 고막이 안으로 말려들어가 있는 경우에는 그 부분을 현미경 하에서 원위치로 돌려놓고 고막재생을 촉진시키기 위한 패치를 대어 주는 것이 도움이 된다. 3개월 정도의 관찰 후에도 고막이 재생되지 않는 경우에는 고막성형수술을 시행하게 된다.

　치료 중 환자에게 주의시켜야 할 점은 스스로 귀속을 건드리지 않고, 머리를 감거나 세수할 때 물이 들어가지 않도록 하며, 상처가 낫기 전에는 수영을 하지 말며 코를 세게 풀지 않는 등 중이염으로 이환되지 않도록 하는 것이다.

14 급성 중이염

갑자기 귀가 아프고 열이 나요.

고막 안쪽의 중이에 세균 감염이 되어 급성 염증이 발생한 것이 '급성 중이염'이다. 이관의 기능부전, 알레르기, 환경적, 유전요소가 관여한다. 계절적으로는 겨울과 초 봄 사이에 가장 많고, 남아에게 더 많고, 담배를 피우는 가족이 있는 경우, 분유를 먹이는 경우, 알레르기 체질인 경우, 유아원에 다니는 경우에 그렇지 않은 경우보다 발병률이 높다. 모든 연령에서 발생할 수 있으나 소아에서 집중적으로 발생한다.

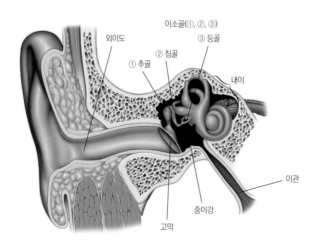

그림 10 이관과 중이의 구조
중이는 이관을 통하여 코 뒤쪽의 비인강과 연결된다.

이 질환은 이비인후과 및 소아과 외래를 찾아오는 환자 중 상기도염 다음으로 높은 빈도를 차지한다. 출생 후 3세까지의 유소아 1/3에서 3회 이상의 급성 중이염이 생기며, 전체 소아의 2/3에서는 최소한 3세까지 한 번 이상의 급성중이염이 발생할 정도이다. 4세 이하의 소아에서는 중이염의 재발이 많아 만성화 경향을 보이고 후유증을 나타내는 경우가 많다.

원인

사람의 코 뒤쪽에 위치한 비인두와 중이는 '이관'에 의해 연결되어 있다. 급성중이염은 대부분 감기와 같은 상기도의 염증이 이관을 통해 중이 내로 전파되어 생기는 것이다. 급성 중이염을 앓기 전에 감기를 앓은 경우가 많으나, 이 외에도 만성 부비동염, 환자가 코를 세게 푼 경우, 뚫어진 고막을 통해 염증이 생긴 경우, 항공기를 타서 생기는 중이염의 경우도 있다.

유소아는 성인에 비하여 이관이 거의 수평으로 놓여있고, 그 관의 길이가 짧고 지름이 넓을 뿐 아니라 이관의 운동에 관여하는 근육들의 발육이 불충분하여 쉽게 코나 상기도로부터 감염을 받을 수 있기 때문에 급성 중이염이 잘 생긴다(그림 2참조).

병의 경과

초기에는 중이내의 점막이 붓게 되면서 이관이 서서히 막히고 고막이 빨갛게 변하다가, 점막이 충혈되고 계속 부으면서 중이 내에 분비물이 고이게 되어 귀의 통증과 난청을 호소하게 된다. 이어서 중이내의 분비물이 고름으로 변하면서 중이내의 압력이 높아져 귀의 통증이 더욱 심해지고 열이 나는 등의 전신 증상을 나타내기도 한다. 이 상태에서 더욱 악화되면 중이 주변의 뼈를 파괴하여 뇌에까지 염증이 전파되어 뇌막염, 뇌농양 등의 합병증이 올 수도 있다. 그러나 대부분은 합병증이 없이 치유된다.

증상

감기를 앓다가 이통이 생기는 것은 중이염이 생겼을 가능성이 많다. 어린이에서는 감기에 걸린 후 밤에 잠을 자다가 깨어 귀가 아프다고 하며 우는 경우가 많다. 전신증상으로는 열이 나면서 나른해지고 두통을 동반한다. 유아에서는 고열과 함께 구토, 설사 등이 같이 있을 수 있으며 성인에 비하여 재발하기 쉽다.

중이염이 심하게 되면 중이의 후방에 있는 유양돌기에 염증이 파급되어 급성 유양돌기염이라는 합병증을 유발할 수 있는데 이 때에는 귀의 후방이 부으면서 빨갛게 되고 심한 통증을 호소하게 된다.

소아의 급성 중이염은 '귀가 아프다', '가렵다' 등의 증상을 보이고 유아의 급성 중이염은 오히려 '열이 난다', '운다' '잠을 안 잔다', '식욕이 없다', '토한다', '콧물이 많다' 등의 감기증상이 많고 이루(귀에서 나오는 분비물)가 생기고 나서야 비로소 중이염이 있음을 알게 된다. 이루가 나오는 경우에는 중이 내에 있던 고름이 압력이 높아져서 고막을 뚫고 나온 때이므로 중이염이 상당히 진행된 시기라 할 수 있다. 고막이 천공되면 중이내의 압력이 감소하므로 통증이 없어지고 울음을 그치게 된다.

급성 중이염은 소아에서 많다

급성 중이염의 대부분은 5~6살 이하이며, 대부분은 1~2살 경에 가장 많다. 겨울과 봄에 걸쳐서 많이 발생한다. 3살이 지나면 중이염의 발생빈도가 감소한다. 소아에서 급성 중이염이 많은 이유는 위에서 설명한 것과 같이 이관이 어른이나 청소년에 비해서 소아는 굵고 짧고, 직선으로 되어 있기 때문이다. 그래서 코나 목의 병원체가 용이하게 중이로 이행해서 감염을 일으킨다. 기타 생후 6개월이 넘으면 어머니로부터 받은 면역능력이 감소하나 자기 자신의 면역능력 발달이 충분치 못하여 유아는 일년에 5~6회 정도 감기에 걸리게 된다. 대부분은 상기도의 바이러스 감염이다. 바이러스에 감염되면 면역능력이 약해져서 더욱 중이염이 발생하기 쉬워진다. 4살이 지나게 되면 면역능력이 발달하고 이관도 성장하여 구조가 변하므로 중이염에 잘 걸리지 않게 된다. 그러므로 4살이 지날 때까지는 주의 깊게 신경을 써야 한다. 다음 사항들이 도움이 될 수 있다.

① 부비동염(축농증), 편도염, 아데노이드 질환, 감기 등의 적절한 치료
② 모유 수유(모유는 유아의 면역능력의 부족을 보충해 준다)
③ 앉혀서 수유(누인상태에서의 수유는 토한 우유로 인해 이관 감염을 일으킬 수 있다. 앉혀서 수유를 하면 이관으로의 역류를 적게 할 수 있다)
④ 가족내의 위생상태를 청결히 한다.

치료

전신의 안정이 필요하며 항생제와 진통제를 투여한다. 신생아의 급성 중이염은 감기증후군 중 하나의 증상이므로 코나 목의 치료를 포함하여 적절히 선정된 항생물질을 10일 정도는 충분히 투여하여야 한다. 급성 중이염의 치료에 있어서 특히 중요한 것은 충분한 기간동안 항생제를 투여하는 것이다. 많은 경우 귀의 통증이 없어졌다고 투약을 중단하는데 이때 병이 진행되어 여러 가지 합병증을 초래하기 쉽다. 그래서 통증 등의 증세가 좋아지고 나서도 이비인후과 의사의 지시에 따라 약 10일간은 계속 약을 먹어야 한다. 2~3일만에 중단하면 반복성이나 난치성의 중이염으로 진행 될 수 있다. 고막에 구멍이 형성된 경우에는 고막이 정상화될 때까지 치료를 지속하여야 한다.

국소 치료로는 코나 목 등을 깨끗이 하며 귀에서 분비물이 나오면 이를 제거한다. 고막이 심하게 붓고 통증이 계속되거나 고열이 지속되면 고막을 절개하여 고름을 빼내는 것이 좋다. 통증이 심하고 고막의 발적이 심한 경우 적극적으로 절개하는 것이 좋다. 고막이 농으로 인해 구멍이 나는 것보다 절개로 구멍을 뚫어주는 것이 치료가 훨씬 빠르다. 유아의 고막은 두껍고 재생력이 강하므로 여러 번 고막절개를 하여도 흔적도 없이 치료되는 것이 보통이다.

예방

① 대부분은 감기가 원인이기 때문에 감기예방을 잘하는 것이 중요하다.

② 감기가 들면 조기에 상기도의 염증에 대한 치료를 받아야 한다.

③ 비염, 부비동염(축농증), 편도염, 아데노이드 질환이 있으면 조기에 치료한다.

④ 코를 풀 때는 너무 세게 풀지 않도록 한다.

⑤ 만성적으로 고막에 천공이 있는 경우 물이 들어가지 않도록 주의하여야 한다.

⑥ 수 차례 반복되며 일개월 이상 귀에서 고름이 지속되는 아이는 면역력이 약한 것이 원인이 될 수 있으므로 이에 대한 검사가 필요하다.

15 장액성 또는 삼출성 중이염

우리 아이가 TV 볼륨을 너무 높여요.

삼출성 중이염이란 무엇인가?

삼출성 중이염은 중이에 액체가 고이는 병이다. 삼출성 중이염은 1) 이관기능의 장애나, 2) 급성중이염의 후유증으로 생긴다. 이관이란 귀(중이)와 코 뒤쪽의 비인두를 연결하는 관으로 고막의 안과 밖의 압력을 같게 해주며 중이강 내의 배설기능을 갖고 있다. 감기 등으로 이관에 염증이 생겨서 붓거나, 어린이에서 아데노이드가 크거나, 코 속에 혹이나 이물이 있거나, 축농증 등이 생기면 이관기능장애가 생긴다. 처음에는 중이강 속이 음압으로 되고 고막이 함몰되나 이런 상태가 오래 지속되면 체액이 고여서 삼출성 중이염이 된다. 또 다른 중요한 원인은 감기로 인하여 생기는 급성중이염의 불완전한 치료로 삼출성 중이염이 생긴다.

증상

귀가 막히는 느낌, 가벼운 통증, 난청, 이명 등의 증상이 있다. 높은 산을 오르거나, 엘리베이터가 급속히 상승할 때, 비행기의 이착륙시에 건강한 사람도 일시적으로 느끼는 증상이다. 소아의 경우 대답을 잘 하지 않거나, 텔레비젼의 볼륨을 높이거나 또는 너무 가까이에서 시청하여 보호자에게 발견되어서 병원에 오는 일이 많다. 또는 편도선이 크거나, 잠잘 때 코를 골거나, 입을 벌리고 숨을 쉬는 어린이에서 이비인후과 진료를 받던 중 발견되기도 한다.

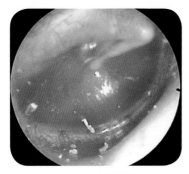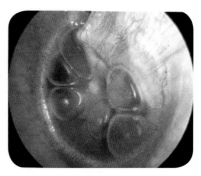

그림 11   삼출성 중이염 환아의 우측 및 좌측 고막 사진

무엇이 가장 문제인가?

유소아의 삼출성 중이염은 난청으로 인해 언어발달이 지연되거나, 학동기 어린이에서는 잘 안들리므로 학습능률이 떨어져서 성적이 나빠지게 된다. 소아에서는 적은 청력저하라도 3개월 이상 지속되는 경우에는 대뇌발달 저하 및 지능 저하를 유발시키므로 적극적인 치료가 필요하다.

진단 및 치료

삼출성 중이염은 자세한 병력 청취와 고막 소견의 관찰이 가장 중요하다. 고막소견 상 의심되는 경우에는 고막가동성 검사(임피던스 청력검사) 및 순음 청력검사로 진단한다. 경우에 따라서는 고막 천자나 고막절개로 삼출액을 확인하기도 한다. 이비인후과 전문의들은 간단히 고막을 보는 것만으로도 진단이 되며 순음 청력검사와 임피던스 청력검사로 확진을 할 수 있다.

치료는 삼출액이 생긴 원인이나 그 양상에 따라 차이가 있기는 하나 2~3주 내지 2개월 간의 꾸준한 약물투여와 껌을 씹는 등의 방법을 통해 원인균을 제거하고 이관을 자극시키는 방법이 우선적이다. 약 4~8주 동안 약물투여로도 효과가 만족스럽지 못할 때에는 고막을 절개한 후 '환기관'을 삽입해주는 수술

적 방법을 시행하게 된다. 현미경을 사용하여 삽입하게 되며 어린 소아의 경우
는 수술 중 움직여 고막손상의 위험이 있으므로 전신마취를 시행하기도 한다.
환기관은 대개 6개월에서 1년 정도 되면 고막이 정상으로 치유되면서 자연히
배출된다.

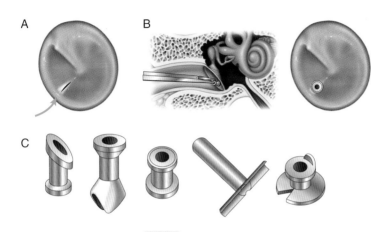

그림 12 환기관 삽입술

A. 환기관 삽입을 위한 고막 절개술(화살표) B. 고막에 환기관을 삽입하는 장면 C. 여러가지 종류의 환기관

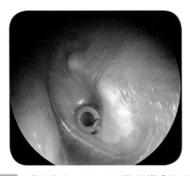

그림 13 보환기 튜브(ventilating tube)를 삽입한 후의 고막 소견

삼출성 중이염 환자에서 비염, 부비동염 등으로 코가 나쁘면 동시에 코를 치
료하는 것도 중요하다.

대부분의 환자는 성장해가면서 삼출성 중이염은 점차 호전되나 드물게는 고막이 유착이 되거나 고막이 함몰하여 진주종성 중이염이 생기는 경우가 있으므로 유의하여야 한다. 소아에서는 인두편도의 비대가 원인이 되는 경우가 많으므로 X선 검사를 거쳐 인두편도 및 편도절제술을 같이 시행하는 것이 좋다.

환기관 삽입술 이후의 주의 사항

환기관 삽입 후 주의해야 할 가장 중요한 것은 귀에 물이나 이물질이 들어가지 않도록 하는 일이다. 환기를 위해 고막에 구멍을 뚫어놓은 상태이므로 고막 밖에서 안으로 이물질이 들어가 염증을 일으킬 수 있다. 특히 수영은 하지 않도록 주의하여야 한다. 환기관 삽입 후 1주일째 외래에서 환기관의 상태를 확인하며, 그 뒤로는 정기적으로 고막과 환기관의 상태를 점검받는다(1~2달에 한번). 환기관은 고막 안의 상태가 좋아지면 저절로 빠지게 되므로 정기점검시 환기관이 빠졌는지도 확인을 한다.

환기관은 대부분 1년 이내에 저절로 고막 밖으로 빠져나온다. 하지만 2년이 넘도록 빠지지 않으면 빼주어야 하며, 이러한 경우 고막이 잘 아물지 않아 고막천공이 남아 있으면 추후에 고막성형술을 하는 수도 있다. 하지만 고막의 상태와 분비물 여부에 따라 중이염이 채 낫지 않고 환기관이 빠진 경우에는 당시의 상황에 따라 환기관 삽입을 반복해서 해야 하는 경우도 있다. 환기관 삽입 후 가장 흔한 합병증은 지속적인 이루(귀에서 물이나 고름이 나오는 경우)이며, 그 밖에 일시적인 어지럼증, 이명(귀에서 소리가 나는 것)이 있을 수 있는데 대개는 환기관 삽입시 주사하는 마취제나 소독제에 의한 일시적인 반응이거나 고막 안에 갑자기 외부공기가 들어가서 생기는 현상이므로 적절한 조치를 받으면 회복된다.

예방

아이가 감기에 걸리면 가능한 빨리 치료해야 하고 특히 코감기에는 신경을 많이 써야 한다. 나은 후에도 수주 동안은 청력의 상태가 괜찮은지 유심히 관찰하여야 한다. 삼출성 중이염은 재발하기 쉬우므로 끈기 있게 통원치료 해야 한다.

난치성 삼출성 중이염의 치료

1) 난치화로 발전하는 원인

삼출성 중이염의 발병에는 많은 요인이 관여하고 서로 영향을 주고 있으므로 상세한 발병기전은 아직 명확하지 않다. 삼출성 중이염의 성립에는 중이강의 환기와 배설을 지배하는 이관기능 부전이 크게 관여하고 있으며 그 부전을 가져오는 원인 인자로는 다음과 같다.

① 이관의 협착, 인두편도의 비대, 비인두 종양 등으로 인한 이관 개구부의 압박에 의해서 생기는 이관의 기질적 장애
② 급성 중이염, 비염, 부비동염, 비인두의 염증 등으로부터 이관으로의 염증 파급
③ 구개열, 노인 등에서의 이관근육 장애
④ 급격한 기압의 변화(항공성 중이염)
⑤ 다운 증후군, 백혈구 기능부전, 면역 부전증 등
⑥ 유아의 코 훌쩍거림, 엄지손가락 빠는 습관에 따른 비인두의 압력 형성 등

그러나 이러한 많은 인자 중에서도 특히 치료에 잘 낫지 않는 원인으로는 부비동염, 비 알레르기, 아데노이드 감염증, 중이점막에서의 III형 알레르기의 존재, 국소 면역기능의 미발달, 유양봉소의 발육 부전, 구개열 등이 주목되고 있

다. 병변의 경과로 8주 이상 지속된 상태를 만성기라 하며 통상 난치성이라 한다. 난치성 증례의 빈도는 보고자에 따라 다르나 대체로 10% 전후로 알려져 있다.

2) 난치성 삼출성 중이염의 치료

치료의 원칙은 발병의 원인이 되는 이관기능부전을 초래하는 모든 원인을 제거해서 중이점막 병변의 개선을 도모하는 것이다.

① 약물 요법
② 비대한 아데노이드의 제거
③ 비부비동염 및 상기도의 염증에 대한 처치
④ 이관 통기법 및 이관내 약물 주입
⑤ 고막 천자, 고막 절개 및 약물 주입
⑥ 고막에 환기관 삽입
⑦ 비 알레르기의 치료

16 만성 중이염

귀에서 고름이 자꾸 나오고 잘 들리지 않는다.

정의 및 원인

고막에 구멍이 있고 분비물이 나오기도 하며 난청을 일으키는 것이 만성 중이염의 특징이다. 만성 화농성 중이염과 진주종성 중이염이 대표적인 만성 중이염이다.

'만성 화농성 중이염'은 급성 중이염의 경과 중 원인균의 독성, 환자의 저항력, 부적절한 치료, 코나 코 뒤에 있는 비인두의 질환 등으로 인하여 만성 염증화 한 것이다. 이렇게 되면 중이점막의 염증이 만성적으로 지속된다.

'진주종성 중이염'은 정상 중이에는 존재하지 않는 각질을 형성하는 상피세포가 증식하여 각질이 축적되어 뼈를 파괴하는 특징을 가진 질환이다. 이소골 및 내이를 침범하여 청력소실이 심해질 수 있으며, 진행하면 여러 가지 합병증이 발병하고 치명적인 경우도 있다. 진주종성 중이염은 선천성과 후천성으로 구분된다. 선천성은 드물다. 대부분의 진주종성 중이염은 소아시절에 중이염을 앓은 후 고막에 구멍이 뚫린 채로 오랜 세월 동안 성장해온 후천성 중이염이다. 아이들에게서는 삼출성 중이염이 오랜 기간 동안 진행되었을 때 발생할 수 있으므로 주의가 필요하다.

만성 중이염의 3대 증상: 고막천공, 이루, 난청

고막에 구멍이 나고, 잘 들리지 않으며, 귀에서 분비물이 나오는 것이 특징적인 3가지 증상이다. 귀에서의 분비물은 보이지 않는 정도부터 외이도로 흘러나오는 경우까지 다양하다. 급성 악화기에는 분비물의 양이 증가한다.

만성 중이염은 통증이 없는 것이 특징이지만, 골파괴를 동반하는 진주종성 중이염 때에는 분비물의 배출이 진주종에 의하여 막히거나 뇌막염, 뇌농양 등의 합병증에 의하여 통증이 생길 수 있다. 이와 같은 심한 귀의 통증이나, 발열, 두통, 현기증 등의 위험신호가 생기면 합병증을 반드시 의심해야 한다.

청력장애는 고막, 이소골 및 중이내의 병변에 따라 그 정도가 결정된다. 고막 및 이소골의 원인에 의한 전음성 난청은 수술로써 개선이 가능하나, 내이까지 염증이 파급되어 감각신경성 난청이 발생한 경우에는 청력회복을 기대하기 어렵다.

고막의 천공은 만성 화농성 중이염인 경우와 진주종성 중이염인 경우에서 나타나는 양상이 각각 다른데 이러한 고막의 천공 양상을 통해 두 질환을 감별할 수 있다.

만성 중이염은 꼭 수술을 해야 완치되는가?

1) 중이 질환의 일반적 치료

고막에 천공이 있는 경우 외이도에 절대 물이 들어가게 해서는 안된다. 샤워할 때나 머리를 감을 때 바셀린을 적신 솜이나 실리콘 프러그(귀마개) 등으로 외이도를 막음으로써 귀에 물이 들어가는 것을 방지할 수 있다. 수영은 절대 피해야 한다.

이루(귀에서 고름이 나오는 것)가 있을 경우에는 이비인후과에서 치료를 받아서 외이도의 청결을 유지해야 하며 약물 치료를 병행하여야 한다.

2) 중이 질환의 약물 치료

약물 치료로 이루를 멈추게 할 수도 있다. 중이강의 세척이나 항생제를 귀에 투여하거나 혹은 경우에 따라 약물을 내복하여 치료할 수도 있다.

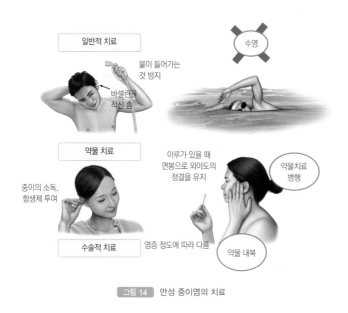

그림 14 만성 중이염의 치료

3) 수술적 치료

만성 중이염은 중이강 내의 조직 변화가 정상의 상태로 되돌려 질 수 없는 상태이므로 보존적 치료나 약물 치료로 일시적으로 증상의 악화를 막을 수는 있으나 천공된 고막을 통하여 중이강 내로 세균 감염이 언제든지 일어날 수 있다. 따라서 만성 중이염의 수술적 치료의 목적은 중이강 내의 병변을 완전 제거함으로써 더 이상 질병이 진행되는 것을 막고 또한 합병증을 예방하는 것이 가장 중요한 일이며 이와 더불어서 청력을 보존, 개선시키는 것이다.

고막은 피부, 근막, 연골 등 다양한 조직으로 이식할 수 있으며 손상되거나 유실된 이소골은 연골이나 인공 물질을 이용하여 대치할 수 있다.

대부분의 만성 중이염은 수술을 해야 완치시킬 수 있다. 만성 중이염은 이미 돌이킬 수 없는 변화가 고막과 중이 점막에 와있기 때문에 약물치료만으로는 당분간 고름이 나오지 않는 정도의 보존적 치료는 가능하나 재발이 계속될 수 있으므로 고막을 재생시키는 정도까지의 완치는 불가능하게 된다.

중이염은 그 합병증으로 중이를 지나는 안면신경의 마비가 잘 생기는데, 이 경우 한 쪽 입이 마비되어 표정이 찌그러지며, 눈을 못 감는 증상이 생기기도 한다. 드물게 다른 합병증으로 중이를 둘러싸는 뼈를 넘어 염증이 퍼지기도 한다. 이런 경우에는 내이로 염증이 퍼져 내이염으로 귀머거리가 되거나 심한 어지러움증을 일으키기도 하고 뇌로 퍼져 뇌막염으로 사망하는 경우도 있다. 이러한 합병증이 생기기 전에 중이염을 수술하여 안전한 귀를 만들어주는 것이 필요하다. 특히, 진주종이 동반된 중이염의 경우는 이러한 중이염의 합병증이 발생하는 경우가 많으므로 본인이 불편하지 않더라도 진주종으로 수술을 권유받는 경우 수술적 치료가 필요하다.

대부분 고막이 뚫어진 것만을 중이염이라고 생각하기 쉬우나 만성 중이염은 유양동에까지 염증이 가 있는 것이 보통이기 때문에, 만성 중이염의 수술 목적 중 가장 중요한 것은 염증의 제거이다. 그 다음으로 중요한 목적이 청력의 개선이라고 하겠다. 이 두가지 중요한 목적을 같이 달성시키는 것이 이상적이겠지만 실제로는 염증의 상태에 따라 2단계의 수술을 하는 경우도 많다. 염증이 경미한 경우에는 귀 안쪽으로만 절개를 넣고 수술을 하기도 하지만, 대개는 귀 뒤에 5cm정도의 피부절개를 하고 유양돌기에 대한 수술과 중이염에 대한 수술을 시행해야 한다.

염증이 너무 심한 경우에는 일단 염증이 있는 뼈와 조직을 제거한 후 중이가 깨끗해지면 6개월 내지 1년 후 청력 개선을 위한 2단계 수술을 시행한다. 첫 수술에서 염증을 제거하면서 고막을 만들어주지만, 고막의 재생술만으로는 청력이 많이 좋아지지 않는다. 더 중요한 것은 이소골의 재건이다. 바로 제 2단계 수술에서 이소골의 재건을 시도하는 것이다.

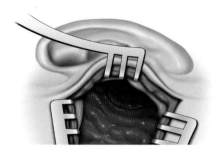

그림 15 만성 중이염의 수술부위

만성 중이염 수술 후에 올 수 있는 합병증은 대개 심한 중이염에 의해 수술부위의 염증이 발생될 수 있으며, 내이의 손상에 의해서 약 3%에서 청력악화, 어지러움증 등을 호소할 수 있고, 드물게 안면신경손상 등을 가져올 수도 있지만 최근 수술 기법의 발전, 수술 중 환자관찰법의 개선으로 이들 합병증은 크게 줄어든 상태이다.

만성 중이염 수술을 받기 위한 절차는?

우선 외래에서 진찰과 검사를 통해 수술이 필요한 만성 중이염으로 판단이 되면, 환자의 계획(수술의 종류에 따라 귀 주위로 2~3cm 또는 5~6cm 가량 반원형으로 수술 부위를 삭발하게 된다. 이는 머리카락이 수술 부위에 닿아 염증을 일으키는 것을 최소화하기 위함이며 수술 후 3주 정도의 통원치료가 꼭 필요하므로 이를 고려해야 함)과 병원사정을 고려하여 적당한 수술 및 입원날짜를 정하게 된다.

수술 전 필요한 경우 약 1~3개월간 국소치료법과 약물투여법을 실시한다. 양쪽 귀에 중이염이 있는 경우라도 반드시 한쪽만을 먼저 수술한다. 수술날짜 한 달 전쯤에 간단한 피검사와 소변검사, 심전도, 흉부 방사선검사 등을 통하여 전신상태가 수술을 받는 데 이상이 없나를 확인하게 되는데 이러한 검사에서 이상 소견이 있을 때에는 해당하는 각 과에서 추가로 정밀검사를 받을 수 있다.

대개 수술 하루 전에 입원하게 되며 담당 주치의 면담을 통해 수술에 대한 설명을 듣게 되고 수술 전 준비를 하게 된다.

수술은 전신마취하에서 시행하는 경우가 많고, 수술시간은 2~5시간이 소요된다. 주위에 뇌, 안면신경, 달팽이관, 큰 혈관 등 위험한 구조물들이 많아 수술현미경으로 확대하여 보면서 조심스럽게 수술을 진행하기 때문에 시간이 많이 걸린다.

만성 중이염 수술 후 주의사항은?

귀 안쪽만 절개하여 국소마취하에서 수술을 시행한 경우는 수술 다음날이나 수술 2일째에 퇴원할 수도 있다. 전신마취하에서 귀 뒤쪽을 절개하여 수술한 경우는 수술 후 환자 상태에 따라 퇴원이 결정되어진다. 수술 후 2일째에 압박붕대를 제거하게 되며, 수술 부위의 실밥을 보통 외래에서 제거하게 되므로 이때까지는 머리카락이 수술 부위에 닿지 않도록 핀을 꼽고 있는 것이 좋다.

퇴원 후에는 2~3일 간격으로 외래에서 3주간 가량 통원치료를 받아야 한다. 이 기간 중에는 수술 중 외이도에 넣어둔 거즈를 될 수 있으면 3주 정도 깨끗하게 유지하는 것이 좋기 때문에 계속해서 약(항생제)을 꼭 규칙적으로 복용해야 하며, 머리를 감을 때 상처에 물이 닿지 않게 주의해야 한다.

수술 후 3주쯤 지났을 때 외이도에 넣어둔 거즈를 뽑는다. 그리고 귀에 넣는 물약을 넣고 몇 번 치료를 더 받으면 대부분 치료가 끝난다. 수술 부위가 1차적으로 아무는 기간이 약 1달 정도이므로 이 동안에는 귀에서 소리가 날 수 있고 경미한 통증이 있을 수 있으며 이는 음식물을 씹을 때 더 심해질 수 있으므로 딱딱한 음식은 피하도록 한다. 또한 이 동안에 여행을 할 경우에는 비행기보다 기차나 자동차로 여행을 하는 것이 좋으며 여행시 일단 주치의와 상의해야 한다. 또한 코를 심하게 풀지 말아야 한다. 코를 심하게 푸는 경우 고막을 재생시키기 위해 만들어둔 구조물이 손상될 수 있기 때문이다. 감기에 걸리거나 콧물이 많을 때에는 목뒤로 넘겨 가래로 뱉는 것이 좋다.

이렇게 치료가 끝난 뒤에도 정기적으로 1년에 2~4번 이비인후과 외래에 와서 진료를 받아야 한다. 귀안에 딱지가 많이 끼는 경우도 있고, 혹시 재발하는 경우도 있기 때문이다. 수술 후 청력은 즉시 좋아지는 것은 아니며 수술 후 수주간은 수술 전보다 청력이 떨어진 것처럼 느껴질 수 있다. 청력회복은 수술 후 6개월 정도가 지나야 최상의 청력을 회복하게 된다. 12개월 정도가 지나면 수술에 대한 최종결과에 판단을 내릴 수가 있는데 계속적인 염증증세가 남아 있는 경우 재수술을 시행하는 수도 있고, 염증제거가 잘 되었으면 청력개선을 위한 수술을 시행할 수 있다.

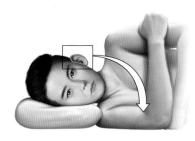

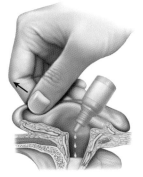

1단계: 약을 넣을 귀가 위를 향하도록 눕는다.
2단계: 귀바퀴를 외상방(화살표 방향)으로 잡아당긴다.
3단계: 약물을 점적한다(약 5~6방울)
4단계: 약 20분 정도 자세를 유지한다.
*고막에 환기관이 있거나 고막천공이 있는 상태에서 염증 조절을 위하여 점이액을 넣는 경우에는 중이 내로 약물이 들어가도록 귀구멍 앞의 연골(이주)를 몇 차례 눌러준다.

그림 16 귀에 약(점이액: 이용액) 넣는 적절한 방법

17 안면신경마비

갑자기 입이 돌아가고 눈이 안 감긴다.

안면신경이란?

안면신경은 두개골 내의 뇌간으로부터 청신경과 함께 측두골의 내이도로 들어가서 중이에 근접해서 지나가고 귓바퀴의 후하방에 있는 구멍으로 나와서 이하선내를 관통하여 얼굴 반쪽의 근육의 운동을 지배한다. 또 혀의 앞 2/3의 미각을 담당하고 침샘의 분비도 조절한다.

안면신경마비의 분류와 원인

뇌출혈, 뇌졸중, 뇌종양 등 뇌질환으로 인한 중추성 안면신경마비와 말초성 안면신경마비가 있다. 말초성 안면신경마비 중 벨(Bell)씨 마비, 이성 대상포진(耳性帶狀疱疹: Ramsay-Hunt 증후군), 측두골 골절, 수술로 인한 손상, 중이염의 합병증 등이 전체의 약 90% 이상을 차지하며 가장 흔한 것이 원인을 모르는 벨씨마비이다. 벨씨마비는 말초성 안면신경마비의 약 60% 정도를 차지하는 데 특별한 원인을 찾을 수 없으면서 발생한 안면신경마비를 말한다. 특별한 원인이 없이 어느 날 갑자기 한쪽 입이 돌아가고 눈이 잘 감기지 않는 증상이 생겨서 발병한 것을 알게 된다.

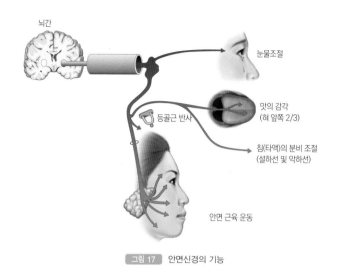

뇌간

눈물조절

맛의 감각
(혀 앞쪽 2/3)

등골근 반사

침(타액)의 분비 조절
(설하선 및 악하선)

안면 근육 운동

그림 17 안면신경의 기능

벨씨마비 다음으로 많은 것이 대상포진 바이러스에 의한 이성 대상포진으로 10% 정도 차지한다. 중이염에 의한 안면신경마비는 항생제의 발달로 급격하게 줄어들었는데 발생률은 약 1~4% 정도로 보고되고 있다. 중추성마비는 뇌간에서 중추측의 출혈, 뇌허혈 등 뇌혈관 장애에 의한 것이 많다.

증상: 눈이 안 감기고 입이 돌아간다

증상은 마비의 원인과 병소의 부위에 따라 결정된다. 중추성 안면신경 마비인 경우 병소의 반대측에 안면신경 마비를 나타내지만, 얼굴의 하반부에만 마비가 일어나 이마에 주름을 만들 수 있고 눈도 감을 수 있다.

말초형 마비인 경우에는 병소와 같은 쪽에 안면근의 이완형 마비가 오며 눈을 감을 수 없고 이마에 주름도 잡을 수 없다. 또 같은 쪽의 구각(입의 가장자리)은 처지고 여러 표정을 만들 수 없고, 침을 흘리며 발음장애가 생긴다. 병이 발생한 위치에 따라 눈물의 양이 감소될 수 있으며 청각과민이나 미각소실, 침 분비의 감소를 유발할 수 있다.

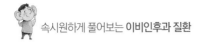

이성 대상포진에서는 심한 귀의 통증이 안면신경마비와 함께 생기며 감각신경성 난청, 이명, 현기증 등의 증상을 동반하는 경우도 있다.

진단

마비의 원인, 마비의 부위 및 정도를 알아야 한다. 이비인후과적 검사 및 X선 검사, 컴퓨터 단층촬영 및 자기공명영상법에 의하여 여러가지 원인의 감별이 가능하며 마비의 부위 및 정도를 알기 위하여 누량검사 등골근반사검사, 미각 검사, 타액분비량 검사, 신경자극검사, 신경전도검사, 근전도검사 등을 발병시 기로부터의 기간에 따라 시행하게 된다.

조기치료가 회복률을 높인다

일반적으로 치료는 보존요법과 수술요법으로 크게 나누어지며 보존요법은 스테로이드, 혈관확장제, 성상신경절 차단술 등으로 안면신경의 부종 감소 및 혈액공급을 도모하고 그 외 물리요법 등을 사용하게 된다. 최근에는 벨씨마비 의 경우 바이러스질환의 가능성이 많음을 염두에 두어 항바이러스제를 함께 투 여하기도 한다. 취침시에 안구가 노출되어 각막염이 올 수 있으므로 이의 예방 을 위하여 눈에 안연고를 넣고 반창고를 이용하여 눈을 감기게 한 상태에서 취 침하는 것도 중요한 점이다. 이상의 보존요법에도 불구하고 완전회복이 안될 때 수술적 요법을 고려하기도 한다.

일반적으로 벨씨마비의 예를 들면 2~3주간 후에 점차 회복되며 3개월쯤 되 면 80% 정도는 회복한다. 불완전 마비인 경우에는 95%에서 완전회복을 기대할 수 있으나, 완전마비인 경우에는 50% 이상에서 완전회복을 기대할 수 없다.

안면신경마비 환자의 예후에 가장 중요한 인자는 마비의 정도가 완전마비인 지 불완전마비인지이다. 또한 안면신경마비는 조기에 치료를 시작하는 것이 치 료 결과가 좋으므로 이에 대한 주의가 필요하다.

✱ 치료의 주의사항

스트레스, 과로를 피해야 한다. 예후가 좋은 벨씨마비에서도 열명 중 한, 두 명에서는 회복이 불량한 경우가 있다. 또한 매우 드물게 재발하는 경우도 있다. 발병 후 1주 이내에 전문의의 진료를 받아야 한다. 치료는 스테로이드제가 중심이나 환자 자신의 의지가 중요하다. 결국 마비된 근육을 움직이는 연습이나 맛사지를 하루에 2~3번씩, 1회에 10~20분씩 해야 한다. 저주파전기자극도 끈기 있게 받아야 한다. 보온에 주의하고 각막염 및 결막염 등의 합병시에는 안과적 치료를 잊지 말아야 한다.

18 선천성 이전부 누공 및 낭포

귓바퀴 앞에 구멍이 있어요.

원인 및 발생부위

태아가 발생을 할 때에 발육부전으로 인하여 생긴 기형으로 귓바퀴의 앞 부분에 작은 구멍을 형성하며, 일측 또는 양측에 생긴다. 일부에서는 귓바퀴 앞부분 이외의 부분에 발생할 수도 있다.

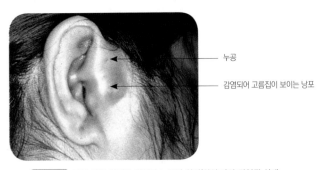

누공

감염되어 고름집이 보이는 낭포

그림 18   가장 흔한 선천성 이전부 누공의 위치(화살표)와 감염된 상태

증상

움푹 들어간 구멍 속에 작은 주머니(낭포)를 형성하고 밖의 피부와 주머니를 연결하는 누공로(瘻孔路)가 깊숙이 연결되어있다. 사람마다 다르나 매우 깊고 넓게 낭포를 형성할 수도 있다. 평상시에는 별 증세 없이 지내다가 이 누공이나

낭포에 염증에 생기게 되면 누공을 통해 악취가 나는 분비물이 나오거나, 낭포가 커져서 귀바퀴 앞부분이 부어오르고 국소적인 열감과 심한 통증을 동반하게 된다. 유전성으로 생길 수 있으며, 드물게 감각신경성 난청을 동반하기도 한다.

대개 염증의 유발은 지저분한 손으로 만져서 생기게 되므로 염증의 예방을 위하여 이 부분에 손을 대지 않는 것이 중요하다.

치료

낭포나 누공이 자주 염증을 일으켜 증상을 나타내거나 미관상의 문제가 있으면 치료를 필요로 하고 그렇지 않은 경우에는 경과를 지켜본다. 치료는 수술적 제거를 하는 것으로 낭포와 누공로를 완전히 제거하여 재발을 방지한다. 수술 시 누공로나 낭포를 완전히 제거하기 위하여 수술전에 누공로에 색소를 삽입하여 착색을 시킨 다음에 수술을 시행한다.

19 현기증(현훈, 어지럼증)
어지럼증은 왜 생기나

여러 가지 현기증상

현기증은 참으로 자각적인 증상이다. "천정이 돈다, 자기 자신이 돈다, 기둥이나 문이 한쪽으로 흐른다, 흔들흔들한다, 몸이 떠있는 느낌, 배 탔을 적에 흔들리는 느낌" 이라고 하는 이상감각 외에도 "눈앞이 어두워진다, 몸이 가라앉는다, 머리의 피가 끌려오는 느낌" 과 같은 몸의 안정감을 잃어버린 감각이 생긴다. 현기증은 이와 같이 몸의 위치에 대한 감각이상이므로 현기증을 처음 경험한 사람에게는 강한 공포감을 주게 된다. 격렬한 현기증과 함께 "가슴이 메슥거리고 구토하고, 식은땀이 나고 얼굴이 새파래지고, 심장이 두근거린다." 등의 불유쾌한 증상이 나타난다. 환자들은 서있지를 못한다. 이와 같을 때 눈동자가 격하게 움직이고, 서있으면 후들후들 동요하며, 걸으면 비틀비틀 거리는 등 균형을 잡을 수가 없게 된다.

과거 경제적으로 풍요롭지 못하던 시절에는 충분한 영양을 섭취하지 못했고 그로 인한 위장장애, 만성빈혈 및 영양결핍이 어지럼증의 주된 원인이었다. 따라서 아직도 많은 분들은 어지러우면 빈혈이나 영양 결핍이라고 생각하여 빈혈약이나 영양제 주사를 맞아야 한다고 생각하지만 최근에는 이러한 원인은 거의 없는 실정이다.

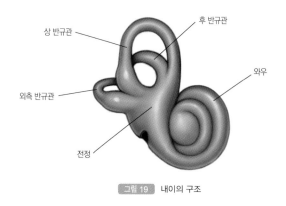

그림 19 내이의 구조

우리 몸의 평형기능

귓속의 내이에는 음을 들을 수 있는 '와우'와 평형기능을 담당하는 '삼반규관'과 '전정기관'이 있다. 삼반규관은 주로 몸의 회전을 감각하고, 전정은 주로 전후 좌우 상하의 직선 움직임과 고정된 몸의 위치를 감각하는 역할을 한다. 이와 같이 귀는 듣는 기능뿐만 아니라 신체의 평형을 유지하는 역할을 갖고 있다.

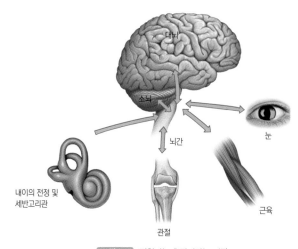

그림 20 평형기능에 관여하는 기관

신체의 평형기관은 촉각, 근감각, 관절감각, 건감각, 내장감각 등과 눈 및 전정기관과 삼반규관등 전정기의 협동작용으로 이루어지며 이들 간에는 전정안반사, 전정척수반사, 시각안반사 및 전정자율신경반사가 있으며 이들의 협동작용은 소뇌에서 이루어진다.

현기증의 원인

어지럼증은 중이나 내이의 장애 이외에도 과로, 흡연, 음주, 감기나 불면증 등 전신질환과 고혈압, 저혈압, 빈혈 등 순환장애, 기립성실조증 등 자율신경장애, 고지혈증, 당뇨병 등 대사내분비장애, 심인성어지럼증과 약시, 굴절이상, 사시 등 안과질환, 기타 고소성 어지럼증 등이 유발원인이 될 수 있다.

현기증을 일으키는 가장 많은 질환은 말초성 원인으로는 '양성 발작성 두위현훈증' 이며 중추성 원인으로는 '추골기저동맥 순환장애' 이다. 기타 다른 말초성 질환으로는 메니에르병, 돌발성난청, 전정신경염, 약제에 의한 내이독성, 내이염, 중이염 합병증 등이 대표적이다.

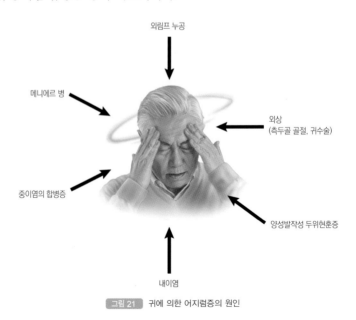

외림프 누공

메니에르 병

외상
(측두골 골절, 귀수술)

중이염의 합병증

양성발작성 두위현훈증

내이염

그림 21 귀에 의한 어지럼증의 원인

'양성 발작성 두위현훈증'은 자다가 돌아누울 때나 아침에 잠자리에서 일어날 때 머리를 움직이면 갑자기 회전성의 현기증이 생기는 질환이다.

'메니에르병'은 스트레스가 많은 중년 연령에서 많이 발생한다. 심한 회전감과 동시에 난청, 이명이 생기며 재발을 반복하는 것이 특징이다.

노인 특히 70세 이상에서의 현기증은 말초성 장애보다 뇌혈관 장애와 같은 중추성 원인이 많다. 현기증이 갑자기 반복해 일어 날 경우 고령자에서는 추골기저동맥 순환장애가 많다. 추골동맥과 기저동맥은 몸의 평형에 관계가 있는 소뇌와 뇌간에 혈액을 보내고 있기 때문이다. 이러한 뇌동맥은 경추를 통해 뇌에 들어간다. 연령이 증가함에 따라 동맥경화가 진행해서 목을 돌리면 이로 인해 현기증이 일어나기도 한다. 그 현기증은 24시간 이내에 완전히 소실하는 수가 많은데 발작 시에 물건이 이중으로 보이며 음식을 잘 넘기지 못하는 등의 증상이 있으면 반드시 주의해야 한다. 극심한 회전성 현기증과 동시에 토하거나 입이나 수족이 원활하게 움직여지지 않으며 두통, 저림 등이 일어나면 소뇌의 순환장애를 생각하게 된다. 뇌종양은 나이 많은 노인에게는 적고 일반적으로 심한 현기증은 일어나지 않는다.

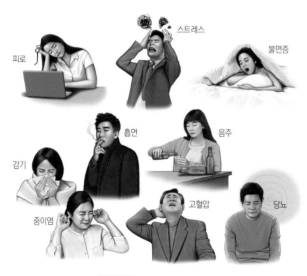

그림 22 어지럼증의 유발 원인

현기증 중에는 갑자기 일어섰을 때 일어나는 현기증이 있다. 기립 시에 뇌혈류를 지배하고 있는 자율신경이 실조해서(기립성조절장애) 뇌혈류가 적어지기 때문에 일어나는 경우가 많다. 최근 아동, 학생들에게서 늘어나고 있다.

어지럼증 발작시의 주의할 점과 치료

격심한 현기증이 생길 때에는 몸이나 머리를 움직이지 않는 것이 좋다. 내이나 전정신경의 질환일 경우 대부분 수 시간 이내에 증세가 호전되므로 안정을 하고 전정억제제나 진토제 등의 약물요법이 유효하다. 그러나 뇌혈관장애가 의심스러울 경우 즉시 뇌질환 전문의와 상담을 해야 한다. 또한 진주종성 중이염이 있는 사람인 경우에는 중이염증이 내이에 파급되었을 가능성이 있기 때문에 이비인후과 전문의의 진료를 받아야 한다.

현기증 발작을 반복할 경우에는 재발방지가 중요하다. 전정재활 운동요법이 적응이 되는 질환인 경우에는 각 질환에 적절한 운동요법을 하면 훌륭한 치료효과를 거둘 수 있으며 증상의 재발도 현저히 감소한다. 약물 투여가 필요한 질환인 경우에는 적절한 약물을 투여하면서 경과를 관찰한다. 2~3개월 정도 치료하여도 호전이 없으면 다시 한번 정밀검사를 받는 것이 바람직하다. 대개는 약물치료와 적절한 전정재활 운동요법으로 일상생활에 지장이 없을 정도로 치료가 된다.

예방

현기증은 스트레스병, 문명병이라고 불리는 것과 같이 직장, 가정에 있어서의 스트레스를 제거하는 것이 중요하다. 충분한 수면, 규칙적인 생활을 하고, 동물성 지방이나 염분은 적게 섭취하며 과음하지 말고 금연을 하는 것이 좋다.

20 멀미(동요병)

자동차나 배를 타면 어지럽고 토해요.

동요병의 정의

멀미라 함은 자동차, 배, 비행기 등을 탔을 때 차나 배 또는 비행기의 동요, 선회, 급정차, 급발진 등의 반복에 의해 머리가 무거워지며, 하품이나 군침이 생기고 가슴이 메슥메슥해지고 안면이 창백해지고, 수족이 차거워지며, 혼들 흔들거리는 느낌이 일어나며, 식은땀이 나며, 토하는 등의 증상을 나타내는 것을 말한다. 멀미, 동요병 혹은 가속도병이라 불리운다.

동요병(멀미)의 원인

우주여행과 관련해서 멀미의 발생 기전이 점차 이해됨에 따라 현재 동요병을 가장 잘 설명하는 것은 감각 혼돈설이다. 사람들은 신체의 위치나 운동을 내이의 전정기관, 신체의 신경-근육 체제의 기능 및 눈의 수용체정보로부터 감지하고, 여러 가지의 반응에 따라 신체의 평형을 유지시키고 운동을 조절한다. 사람이 서고 앉고 걷기도 하는 일상의 생활에서 얻어지는 위치, 운동에 관한 감각정보의 패턴은 중추 신경계 내에 축적되어 있다(neural store). 그러나 배에 탄다든가, 차에 타는 등의 새로운 운동 환경에 놓였을 경우 실제의 감각정보의 패턴과 중추 신경계 내에 이미 축적돼 있는 감각정보의 패턴이 틀려서 혼란스럽게 된다(sensory conflict, neural mismatch). 이 경우 중추 신경계에서 새로운 감각

정보에 대하여 새롭게 적응과정이 형성되기까지의 사이에 나타내는 부작용이
동요병(멀미)이다.

동요병의 분류

감각정보의 혼란에는 2가지가 있다. 하나는 감각정보와 전정정보의 혼란이
고 또 하나는 반규관과 이석기와의 감각정보의 혼란이다. 각각의 감각의 혼란
에는 2개의 감각 정보가 조화하지 않는 제1형 동요병(type I mismatch)과 감각
정보에 대해서 기억되어 있는 정보 및 반응이 관여하는 제2형 동요병(type II
mismatch)이 있다.

시각정보와 전정정보의 혼란에 의한 제1형 동요병의 대표적인 예는 배에 탔
을 때이다. 파도를 보고 있으면 시각 정보와 전정 정보에 혼란을 일으켜서 눈
을 감고 있는 경우보다도 멀미가 생기기 쉽다. 시각정보와 전정정보의 혼란에
의한 제2a형 동요병(Type IIa mismatch)의 대표적인 예는 비행기나 자동차의
시뮬레이션에 의한 멀미이다. 시뮬레이션에 의한 멀미는 경험을 쌓은 비행기
조종사나 운전사가 걸리기 쉽다. 시각정보와 전정정보의 제2b형 동요병(Type
IIb mismatch)은 움직이고 있는 자동차 내에서 책을 읽고 있을 때에 경험된다.
눈은 문자에 고정하여 응시하고 있는데 시각 정보는 이때 자동차의 운동에 따
른 전정정보와 체성감각 정보와 일치하지 않게 된다.

양측 내이기능이 선천성 혹은 후천성으로 결여되어 있는 사람에서는 동요병
(멀미)이 잘 생기지 않는다. 이것은 몸의 위치 운동에 관한 정보가 적어서 감각
혼란이 잘 일어나지 않기 때문이다.

감각정보가 중추 신경계 내의 어느 부위에 기억되어 있는지, 또 어떠한 신경
기전으로 멀미의 증상이 나타나는가에 대해서는 현재까지도 명확하지는 않다.
차나 배에 탔을 때의 쾌감이나 불쾌감은 가속도의 변화에 의한 것으로 알려져
있다.

예방

① 동요병(멀미)은 자동차나 배 또는 비행기 등에 대한 공포감이나 불안감 등의 심리적 요인에 의하여 유발되기 쉬우므로 겁내지 말고 타도록 하여 익숙해지게 하는 것이 좋다. 전정 기관은 훈련에 의하여 익숙해지는 현상이 있다.

② 배나 비행기에 탈 때는 수면 부족, 고도의 공복 또는 만복을 피하며 양호한 전신상태를 유지하도록 한다.

③ 배나 비행기에 탔을 때는 될 수 있는 한 동요가 적은 장소에 타며, 반복적으로 편안한 자세를 갖도록 한다. 시각에 의한 영향도 중요하므로 창 밖의 가까운 것을 계속 보는 것을 피하고 가급적 먼 곳의 경치를 바라보도록 한다. 가볍게 눈을 감고 시각에 의한 자극을 피하는 것도 좋다. 또 불쾌한 악취, 고온 다습한 상태도 멀미를 조장하므로 때로는 창을 열고서 환기를 좋게 하며 차고 신선한 공기에 노출되도록 하는 것도 좋다.

④ 넥타이, 셔츠의 버튼, 벨트 등 신체를 조이는 것을 느슨하게 하고 가급적 신체를 수평하게 편한 체위로 눕게 한다. 구토기가 있으면 오히려 토하게 하는 것이 좋다. 또 창을 열어서 신선한 공기를 쏘이게 한다던가 가급적 차를 정지시켜 바깥으로 나와 걷게 하는 것도 좋다.

⑤ 여러 가지 주의를 해도 멀미를 일으키기 쉬운 사람, 혹은 멀미를 하지 않을까 하고 불안해하는 사람은 타기 30분이나 1시간쯤 전에 멀미 예방약을 복용 또는 몸에 부착해 두면 좋다. 전정기관의 감수성 저하와 구토중추 진정작용이 있는 약물을 사용한다.

21 양성 발작성두위변환성현훈증 (이석증)

자다가 돌아 눕는데 갑자기 어지러워졌다.

정의, 원인

양성 발작성 두위변환성현훈은 특징적으로 머리의 위치를 바꿀 때 어지러움 증이 나타나는 질환으로 가장 많은 말초성 현훈의 원인이다. 대부분 삼반규관 중에서 후반규관에서 생기며 반규관의 팽대부에 호염기성 침전물이 침착되는 팽대부등 결석설과 반규관에서 결석조각이 이동하는 반규관 결석설의 두 가지 가설로 원인을 설명하고 있다.

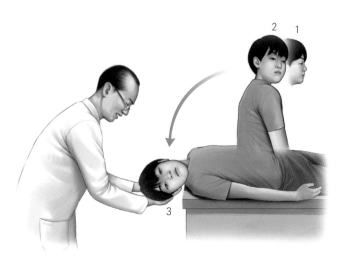

그림 23　양성 발작성 두위변환성현훈증의 진단을 위한 Dix-Hallpike test

양성 발작성 두위변환성현훈증의 유발인자로는 머리에 외상을 입은 경우, 장기간 누워있었던 경우, 전정신경염이 생긴 이후 등이나 원인을 못찾는 경우도 많다. 현훈을 유발시키는 원인은 여러 요인에 의하여 전정기관 중 후반규관에 이석(耳石)이라는 물질이 떨어져나와서 떠다니다가 움직일 때 전정기관을 자극하여 발생하는 것이다. 후반규관은 구조상 이런 물질이 들어가면 자연배출이 힘들기 때문에 반복적으로 증상을 유발하게 된다.

❖ 증상

여자에게 많고 주로 아침에 자리에서 일어날 때 혹은 앉은 자리에서 누울때 심한 회전감이 있는 현기증을 느끼며 고개를 심하게 움직일 때 많이 나타난다. 주로 1분 이내로 짧게 지속되며 가만히 있으면 소실된다.

증상은 본인 혹은 주위가 빙빙도는 느낌, 눈앞이 깜깜해지는 느낌, 무력감, 동요감 등을 호소한다. 현훈증이 생기면 자율신경 증상도 동반되므로 구역질, 구토, 식은땀 등이 생긴다.

전형적으로 머리를 움직일 때 증상이 나타나며 잠자고 일어날 때, 앉아있다가 누울 때, 누워 있다가 앉을 때 등에서 흔하게 발생한다. 잠을 자다가 어지러워서 잠을 깨는 경우가 있고 발작적으로 증세가 나타나며 발작적인 증세는 움직이지 않고 있으면 약 1분 이내에 감소하기 시작하여 소멸되나 반복적으로 증세가 나타난다.

❖ 진단

진단은 자세한 병력 조사와 이학적 검사를 통하여 이루어지며 두위변환안진 검사(Dix-Hallpike test)로 쉽게 확진된다.

✢ 치료

약물치료는 큰 효과가 없으며 최근에는 두위운동에 의한 이석 배출술(변형된 Epley 방법)과 전정재활치료운동요법으로 95% 이상에서 치료된다.

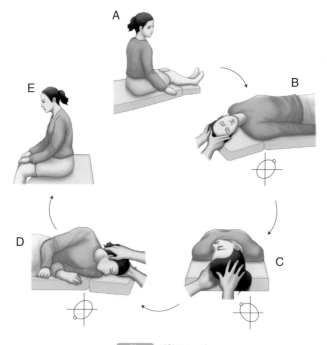

그림 24 변형 Epley 법

A. 초기자세. 환자의 머리를 환측(본 그림에서는 오른쪽)으로 45°돌린 자세이다.

B. 첫 번째 자세(Hallpike 위치). 초기 자세에서 천천히 Hallpike 위치로 환자 자세를 바꾸고, 안진이 사라진 후 1~2분 정도 더 유지한다.

C. 두 번째 자세. 환자의 머리를 건측으로 서서히 90° 회전시킨다.

D. 체부를 서서히 회전시켜 건측(본 그림에서 왼쪽) 측와위(lateral decubitus) 자세를 취하게 한다. 이때 머리를 앙와위 머리 중심(supine head center)에서 건측으로 135°를 이루게 한다. 이 자세에서 1~2분 정도 유지한다.

E. 세 번째 자세. 서서히 환자를 일으켜 초기의 앉은 자세로 전환한다. 이때 현기증으로 인하여 균형을 잃고 쓰러지지 않도록 환자를 부축한다.

이와 같은 방법으로 치유되지 않는 난치성의 경우에는 수술적 요법으로 후반 규관 폐쇄술을 시행하게 된다.

⚛ 어지러움(현훈) 환자를 위한 일반적 치료 운동 (Cawthorne–Cooksey Vestibular Exercise)

이 방법은 원래 일측성 전정장애와 뇌진탕 후 전정장애의 치료를 위해 고안되었다. 이 운동은 머리와 눈, 몸 전체에 걸쳐 점차 복잡해지는 일련의 운동으로 구성되어 있고 또한 복잡한 환경에서도 문제없이 활동하려면 이러한 운동을 반복해야 한다. 시행방법은 다음과 같다.

1. 누운 상태에서의 운동

(1) 안구 운동

① 눈을 위로 쳐다보고 다음에 아래로 쳐다보면서 처음에는 천천히 그 다음에는 빠르게 (20회) 실시

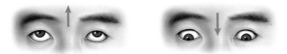

② 눈을 한쪽 방향으로 보다가 다른쪽 방향으로 쳐다보면서 처음에는 천천히 그 다음에는 빠르게 (20회) 실시

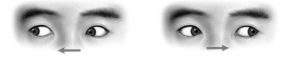

③ 팔을 펴서 손가락에 눈을 주시한 후 손을 본인의 발에 가깝게 움직였다가 다시 원래의 위치로 옮긴다. 이때 눈은 손이 이동하는 방향으로 (20회) 실시

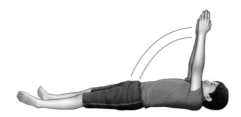

(2) 머리 운동

① 눈을 뜨고 머리를 앞으로 숙이고 뒤로 젖히기 처음에는 천천히 하고, 그 다음에는 빠르게 (20회) 실시

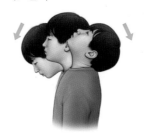

② 눈을 뜨고 왼쪽 또는 오른쪽으로 돌리기 처음에는 천천히 하고, 그 다음에는 빠르게 (20회) 실시

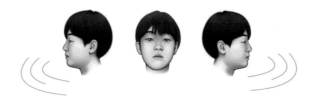

③ 어지러움(현훈)이 점차 감소하면 위의 운동들을 눈을 감고 해본다.

2. 앉은 자세에서의 운동

① 1.(1), 1.(2)를 반복한다.

② 앉은 상태에서 어깨를 으쓱으쓱 20회 정도 해본다.

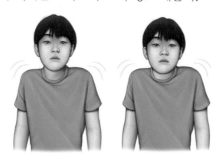

③ 앉은 상태에서 어깨를 왼쪽에서 오른쪽으로 돌려본다(20회 실시).

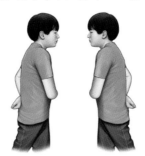

④ 앉은 상태에서 상체를 앞으로 굽히고 땅바닥으로부터 물건을 손으로 잡은 후 다시 앉은 상태를 취한다.

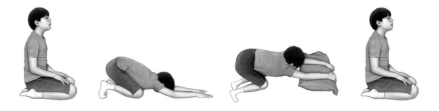

3. 선 자세에서의 운동

① 1.(1), 1.(2), 2.(2, 3)를 반복한다.
② 눈을 뜨고 앉은 자세에서 일어나는 운동을 20회 실시해본다.

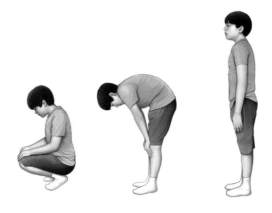

③ 작은 고무 공을 자기의 눈 위치에서 왼손에서 오른손으로 옮기는 운동을
  해본다.

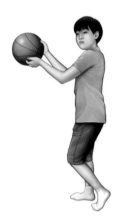

④ 다음에는 자기의 무릎 아래에서 고무 공을 왼손에서 오른손으로 옮기는
  운동을 해본다.

4. 움직이면서 하는 운동

① 병실 내에서 눈을 뜨고 걸어본다. 다음에는 눈을 감고 해 본다
  (10회 실시).

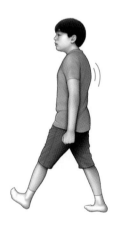

② 약간의 경사가 있는 곳에서 눈을 뜨고 걸어본다. 다음에는 눈을 감고 해본다(10회 실시).

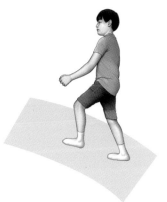

③ 계단이 있는 곳에서 눈을 뜨고 걸어보세요. 다음에는 눈을 감고 해본다(10회 실시).

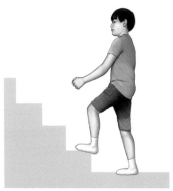

④ 몸을 구부렸다 펴는 동작, 겨냥하는 동작이 표현된 운동, 예를 들면 고리 던지기, 볼링, 농구 등이다.

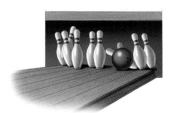 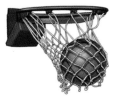

※ 위 운동들은 하루에 두 번씩(1회 15분 정도) 실시하고 총 30분 이상 한다.

💡 주의사항

- 처음에는 흔히 어지럼증이 더 악화될 수 있습니다.
- 모든 운동은 처음엔 최대한 천천히 시행하고 점차 빠르게 시행합니다.
- 앉아서 하는 운동에서 서서하는 운동까지의 진행 속도는 개개인의 어지러움 정도에 따라 달리해야 합니다.
- 운동은 1회에 20~30분 정도를 하루 2~3번 연습하고 초기에는 약하게 (속도를 천천히, 횟수를 적게) 연습하고 증세가 호전됨에 따라 강도를 높여 주십시오.
- 어지러움이 느껴질 정도로 연습해야 하고, 특히 어지러운 동작을 더 많이 반복하십시오.

22 돌발성 난청

특별한 원인없이 갑자기 안들린다.
– 조기치료가 완치의 지름길 –

돌발성 난청이란?

돌발성 난청은 돌발적으로 갑자기 나타나는 심한 난청(귀가 잘 들리지 않는 것)을 말하는 것으로 일반적으로 한쪽 귀에 나타나나 드물게 양측성인 경우도 있다. 순음청력검사에서 3개 이상의 연속된 주파수에서 30dB 이상의 감각신경성 난청이 3일 이내에 발생한 경우를 말한다. 때때로 난청과 더불어 이명(귀에서 소리가 나는 것) 및 현기증(어지럼증)을 동반하는 경우도 있다. 보통 응급질환으로 간주하여 조기에 입원치료를 시작하여야 하며 빨리 치료를 시작하지 않으면 회복이 어려운 경우가 많다.

원인

확실한 원인이 규명되지는 못한 상태이나 바이러스가 청각 신경을 침범하여 생긴다는 바이러스성 요인, 청신경에 혈액을 공급하는 종말동맥의 혈행 장애에 의한다는 혈관성 요인, 청각계통 주위의 림프누공 등등이 원인으로 생각되고 있다.

감별진단

중이염에 의한 난청, 내이염에 의한 돌발적인 난청, 어지럼증과 이명이 동반하여 나타나는 메니에르병, 음향외상 및 직업성 난청, 약물에 의한 약물중독성 난청, 나이를 먹으면서 생기는 노인성 난청 등과의 감별이 필요하다.

치료

보통 입원치료를 원칙으로 하며 입원기간은 약 2주정도가 소요된다. 발병 수일 내에 치료를 시작하면 비교적 양호하나 2~3주 경과 후에 치료를 시작하면 치유가 어렵다. 일반적으로 치료를 제대로 받은 경우 환자의 약 1/3에서는 완치되며 1/3은 많이 호전되고 1/3은 그대로거나 더 악화된다. 치료는 보통 약물치료를 실시하며 부신피질 호르몬(스테로이드)의 투여, 고단위 비타민 요법, 뇌혈관 확장제 투여, 고압산소 요법, 성상신경절 차단법 등이 실시된다. 최근에는 항바이러스제를 함께 투여하기도 한다. 거듭 강조하지만 가능한 한 조기에 이비인후과을 방문하여 치료를 시작하는 것이 청력회복의 관건이 된다.

23 귀와 코의 이물

아이가 자꾸 귀, 코구멍에 이물질을 집어 넣어요.

귀구멍의 이물

1) 원인

외이도의 이물은 일부러 넣은 경우와 우연히 들어간 경우가 있다. 주로 어린 아이가 놀면서 일부러 넣는 경우가 많다. 이물의 종류는 장난감, 유리구슬, 땅콩, 단추, 씨, 콩 등이 많고, 성인의 경우에는 주로 귀지 제거 시에 사용한 성냥개비나 면봉의 끝이 부러져 생긴 경우가 많다. 또 곤충이나 벌레 등이 들어가면 귀구멍에서 후퇴를 하기 어렵기 때문에 나오지 못하여 발생하기도 한다.

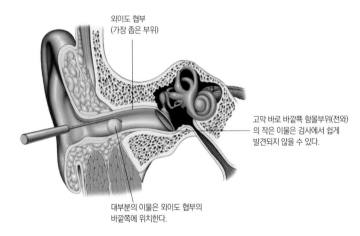

외이도 협부
(가장 좁은 부위)

고막 바로 바깥쪽 함몰부위(전와)의 작은 이물은 검사에서 쉽게 발견되지 않을 수 있다.

대부분의 이물은 외이도 협부의 바깥쪽에 위치한다.

그림 25 외이도 이물의 발생부위 및 후크를 이용한 제거

2) 증상

작은 이물은 증상이 없고 수년간 외이도에 존재하는 경우도 있다. 끝이 예리한 이물은 외이도를 자극해서 염증을 일으키고 이통이 생긴다. 외이도에 꼭 끼는 이물(콩 같은 것)은 귀의 충만감이나 난청, 이명을 호소한다. 벌레나 곤충이물의 경우는 움직임에 따라서 통증이 심할 수 있다.

3) 진단

큰 이물은 외이도 입구에 있어서 바로 알 수 있다. 작은 이물은 이경검사 혹은 현미경 하에서 쉽게 알 수 있다. 이물은 일반적으로 귀구멍 깊숙이 들어가지는 않으나 본인이 스스로 제거하려고 하다 오히려 안쪽으로 밀어 넣는 경우가 많다.

4) 치료

이물은 기구나 세척으로 제거한다. 세척할 때에는 고막천공이 있으면 주의해야 한다. 이물 제거할 때에 외이도 주위를 손상할 위험이 있으므로 주의해야 한다. 플라스틱 볼과 같이 둥근 이물은 핀셋으로 빼려하다가는 안쪽으로 밀려들어가게 되므로 조심하여야 한다. 이런 경우에는 끝이 직각으로 굽어진 기구(hook)를 이물보다 안쪽으로 넣어서 바깥으로 이물을 잡아당기면서 제거하여야 한다(그림 25참조). 때로는 흡인해서 제거하는 경우도 있으며 순간접착제를 이용하는 방법 등 여러 가지 방법들이 소개되고 있다. 소아에서는 쉽게 빠지지 않는 이물의 경우 전신마취 하에 제거하여야 하는 경우도 있다.

🎗 코구멍의 이물

1) 원인

비강 이물은 유소아가 놀면서 스스로 자기 코에 이물을 밀어 넣은 경우가 많다. 주로 종이, 돌, 콩, 장난감, 동전, 면봉조각, 알약, 휴지 등이 많으나 이물이 작은 경우에는 어린이가 불편을 호소하지 않는 경우 눈치채지 못하고 방치되는 경우가 많다. 그러나 점막의 자극 증상이 나타나거나, 염증이 발생하여 분비물이나 악취의 냄새가 한쪽 코에 생겨서 병원에 방문하여 이물이 비강 내에서 발견되는 경우가 많다. 특히 일반적으로 수은전지라 불리는 단추형전지는 몇 시간 안에 점막이 괴사를 일으킬 수 있으므로 즉시 제거해야 한다.

2) 증상

일반으로 초기 증상으로서는 삽입시 비출혈을 하는 경우 외에는 증상은 적다. 특히 작은 이물의 경우는 증상은 없다. 열이나 기침 등 감기증상 없이 한쪽 코에서 비루, 특히 농성의 악취가 있는 비루가 생긴다. 콩 같은 것은 시간이 지나면 불어나 커져서 비강의 통증을 호소한다.

3) 진단

진단은 용이하다. 소아에서 악취성의 일측성 농성 혹은 혈농성 비루는 이물을 우선 생각하여야 한다. 이물이 오랫동안 들어 있을 경우에는 점막의 종창, 가피 형성 혹은 육아 형성을 보는 수도 있다. 이 때에는 혈관수축제를 분무하여 점막의 종창을 없애고 분비물을 충분하게 흡인하지 않으면 이물을 발견할 수가 없다. 수년간 이물이 존재할 경우는 딱딱하게 변화될 수도 있다. 코의 뒤쪽 부위인 후비공의 이물은 내시경에 의해 진단한다.

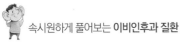

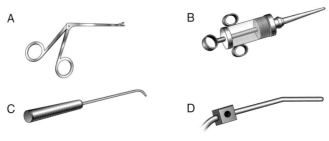

그림 26 외이도의 이물을 제거하기 위한 기구
A. 미세이겸자 B. 외이도세척기 C. 후크 D. 흡인기

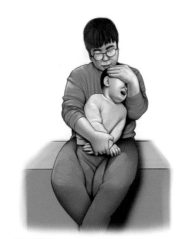

그림 27 이물을 제거할 때 소아를 잡는 자세

4) 치료

일반적으로는 국소 마취하에 외래에서 제거한다. 이물이 콧구멍을 꽉 막고있는 경우에는 반대측 비강을 눌러서 코를 불게 하면 이물이 튀어나오는 수도 있다. 그러나 이 방법은 위험성을 내포한다. 잘못하여 숨을 들이마실 때 안으로 들어가 기관지 등의 기도 내로 들어가는 문제가 가능하기 때문이다. 대개는 후크 모양의 가느다란 기구를 이물의 후방에 넣어 전방으로 끌어내는 방법을 쓴다. 핀셋으로 끄집어 내려고 하면 주위 점막을 손상해서 출혈의 원인이 되는 수가 많다.

24 귀, 코, 목의 기형

흔히 보는 이비인후과의 기형들

이비인후과 영역의 기형 및 변형은 구조물의 특성상 미용, 청각, 언어 및 생명유지 여부 등에 매우 관계가 깊으며 또 여러 가지 기형을 갖는 증후군과도 관련이 깊다.

귀의 기형

귀의 기형은 외이기형, 중이기형, 내이기형 등으로 나눌 수 있다. 육안적으로 잘 보는 경우는 외이기형이다. 다시 말해 이개(귀바퀴)나 외이도의 기형이다. 이개(귀바퀴)의 기형 중에서 제일 많은 것은 소이증, 외이도의 기형에선 귀구멍이 막혀 있는 외이도 폐쇄증이다.

소이증과 외이도폐쇄증

소이증은 이개의 발육부전이며 그 정도에는 여러 가지가 있다. 소이증은 약 10,000~20,000명 당 한 명 꼴로 발생한다고 알려져 있으며, 부모나 형제가 소이증일 때 신생아에 발생할 가능성이 5% 내외로 알려져 있다. 소이증은 보통 외이도 폐쇄증이나 중이기형을 합병하고 있다. 외이도 폐쇄증은 귀의 구멍, 다시 말하자면 외이도가 완전하게 막힌 상태 이외에도 입구가 좁고 안쪽에서 막혀 있는 상태도 포함한다. 외이도 폐쇄증에는 중이의 기형을 동반하는 것이 대부분이다. 다행히 외이도 폐쇄증은 한쪽 귀에만 발생하는 것이 많으므로 반대측 귀가 정상이라면 청력소실에 의한 사회생활의 장애는 없다. 만약 양측에 외이도 폐쇄증이 있다면 큰소리가 겨우 들리는 정도로 청력이 저하되므로 가능한 조기에 '골전도형 보청기' 을 착용하여야 하며 수술을 받아야 한다.

선천성 이누공

외이(귓바퀴)의 전상부에 작은 구멍이 있는 사람을 흔히 볼 수 있다. 증상이 없으면 방치해 두어도 좋으나 쌀뜨물 같은 분비물이 나오거나 자주 염증이 생기며 부어오르는 경우에는 수술로써 누공을 완전 제거해야 한다.

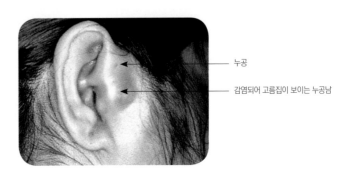

누공

감염되어 고름집이 보이는 누공낭

그림 28 감염된 선천성 전이개누공

입속의 기형

가장 많은 것은 설소대 단축증이며 다음으로는 구개열, 순열 등이다.

1) 설소대 단축증

거울로 입을 보면서 혀의 끝을 입천정에 붙이면 혀 아래 가운데에 끈과 같은 것이 구강의 바닥과 연결되어 있는 것이 보이는데 이것이 '설소대' 이다. 이런 설소대가 정상보다 짧은 '설소대 단축증' 은 혀를 앞으로 내밀지 못하고 혀의 운동성이 저해된다. 출산할 때 산부인과 의사나 소아과 의사에 의해 발견되기도 하나 부모는 주의하여 한번쯤 입안을 살펴보아야 한다. 증상은 혀의 끝이 입천정과 붙어서 발음하는 '라,' '나' 발음이 정확하게 되지 않는 것이다. 식사할 때 설소대가 치아에 붙어 있어 치아에 손상이 되어 문제가 되는 경우도 있다. 수술은 간단하고 안전하므로 발견되면 말을 배우기 전인 1세 전후에 수술하면 된다. 이미 말을 모두 배운 상태에서 수술을 하면 혀가 짧아서 잘못 발음하게 된 것들의 교정이 어려울 수도 있으므로 수술의 시기가 중요한 의미를 가진다(215p의 선천성 설소대 단축증 참조).

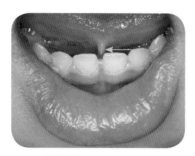

그림 29 설소대단축증

2) 순열, 구개열

선천적으로 입술이 갈라져 있는 경우를 '순열(토순)', 입천정(구개)이 갈라져 있는 경우를 '구개열' 이라고 한다. 순열, 구개열의 발생빈도는 양자를 합치면 천 명의 출산당 0.82명의 비율로 발생하는 고빈도의 선천이상이다. 두 질환 모두 수술적 교정이 필요하다. 구개열의 수술은 파열된 부분을 닫게 하는 것 외에 발음능력을 향상시켜 주는 것도 치료의 목적이다.

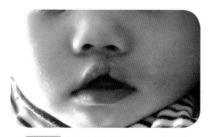

그림 30 불완전 구순열(Incomplete cleft lip)

25 수영과 이비인후과질환

축농증 환자가 수영을 해도 괜찮을까?

일반적으로 수영은 귀 코 목 질환을 악화시킨다고 생각해서 이비인후과 질환이 있는 경우 수영을 금하는 경우가 많다. 그러나 수영이 어린이의 건강에 유익하다는 인식이 생기면서 수영교실이 많이 늘어나게 됨에 따라 수영과 이비인후과질환과의 관계에 대한 궁금증이 많아 이에 대하여 알아보기로 한다.

수영과 코 질환에 대하여

급성 및 만성의 비염이나 부비동염(축농증)이 있는 경우에는 수영은 좋지 않은 영향을 미치므로 치유될 때 까지는 수영을 하지 않는 것이 좋다. 그러나 알레르기성 비염에 대해서는 좋지 않은 영향을 미칠 수 있다는 의견과 상관없다는 의견이 양립하고 있다.

수영이 알레르기성 비염에 대해서 영향이 적다고 하는 보고로는 천식과 알레르기성 비염이 합병된 아이의 수영 직후의 비강의 상태를 조사해 보니 수영 전과 비교해서 악화된 아이는 거의 없었다는 것이다. 또 동시에 실시한 검사에서도 코의 증상이 수영에 의해 악화된 예는 10% 이하로 적었다고 하였다.

한편 수영이 코 알레르기에 대해서 영향이 있다고 하는 보고로는 수영을 하는 알레르기성 비염 아동은 여러 가지의 코증상을 호소하는 비율이 일시적으로 높다는 보고가 있다. 이 때의 증상에는 비점막 발적, 수양성 또는 농성 비루

(콧물), 비출혈이 계속하는 경향도 볼 수가 있었다. 특히 수영장의 환경(특히 수질)이 나빠진다던가 장기간 수영한 아동에서는 증상이 만성화 할 염려가 있다고 하였다. 또한 수영장의 수질이 양호하더라도 부비동염과 같은 합병증이 동반되어 있거나 코 알레르기가 심한 증례에는 증상이 악화되는 경향이 강하다고 하였다.

⁘ 수영과 귀 질환에 대하여

일반적으로 수영에 의하여 일어나기 쉬운 귀질환은 외이염과 이절(외이도에 발생한 종기)이 있다. 또 때로는 급성 중이염이 생기기도 하는데 이것은 수영 중 귀구멍으로 물이 들어가서 생기는 것이 아니라 입이나 코로 들어간 물이 이관(중이와 코 뒤를 연결하는 관)을 통하여 중이로 들어가기 때문이다. 고막에 구멍이 없는 한 귀구멍을 통하여 중이로 물이 들어갈 수는 없다.

수영에 의하여 발생하는 외이염은 수영 후 귀구멍을 면봉이나 손가락으로 만져서 생기는 경우가 대부분이다. 수영 후에 귀구멍으로 들어간 물은 한쪽 귀를 밑으로 하고 머리를 흔들어 나오는 물만 수건으로 닦아내면 안쪽의 남아있는 물은 수 시간 내에 체온에 의해 마르게 된다. 그러나 수영 후 면봉이나 손가락 등으로 심하게 귀구멍을 만지다 보면 손상이 올 수 있고 또한 심한 염증도 오게 할 수 있다.

수영교실 아동에 대해서 급성 중이염 및 삼출성 중이염의 발생률을 조사한 보고서에 의하면 수영을 하지 않은 아동들과 별 차이가 없었다. 그러나 비인두염(아데노이드염)이 있는 경우에는 삼출성 중이염의 유병율은 비인두염이 없는 경우보다 5배나 높았다. 삼출성 중이염과 수영에 대한 의견은 학자마다 이견이 있는 상태이다. 일부 조사에서는 삼출성 중이염이 있는 아동이 수영을 하여도 별 문제가 없었다는 보고도 있다. 그리고 삼출성 중이염의 치료를 위한 환기관 삽입술을 시행받은 아동이라도 수영을 해도 큰 문제가 없다는 보고도 있다. 그러나 이 경우에는 수영장에서 어느 정도로 수질 관리를 철저히 하고 있는지가 매우 중요한 요소로 작용한다. 그리고 환기관을 시행 받은 환아가 수영을 한다면 외이도에 귀마개를 착용시키는 것이 추천된다. 귀마개는 부드러운 재질의 실리콘으로 만든 것을 착용하여 물이 새지 않도록 하는 것이 좋다. 또한 고무재질의 수영 모자를 귀 위로 쓰면 귀마개가 빠지는 것을 방지할 수 있다.

26 중이염의 합병증
중이염 치료를 하지 않으면 어떤 문제가 생기나요?

중이는 주변에 중요한 구조들에 의해 복잡한 형태로 둘러싸여 있다. 중이염에 의해 중이 자체의 합병증이 초래될 수 있으며 또한 주변에 위치한 뇌나 중요 혈관들, 연부조직들에 합병증을 일으킬 수 있는데, 중이염의 합병증으로 어떠한 문제들이 생길 수 있는 지 알아본다.

원인

급성중이염으로부터 계속되거나, 혹은 진주종성 중이염으로부터 합병증을 일으켜서 심각한 결과를 초래하거나 후유증이 남는 경우가 있다. 일반적인 중이염 환자에서 고열, 두통, 이통, 구토, 이루의 갑작스런 증가, 안면마비, 어지럼증 등의 증상을 보이면 합병증을 의심해야 한다. 이성 안면신경마비(otogenic facial palsy), 내이염, 두개내 합병증(otogenic intracranial complication) 등이 그 원인일 수 있다. 중이의 염증이 두개 내로 침입하는 경로로는 1) 급성 중이염이나 만성중이염의 급성 악화 때 볼 수 있는 진행성 골정맥염 및 혈전으로 전파되는 경로, 2) 급성 중이염이나 진주종성 중이염에서 염증 반응에 의한 골파괴에 의해 직접 접촉 감염을 일으키는 경우, 3) 정상적으로 존재하는 해부학적 기존 통로(정원창, 난원창, 내이도, 와우도수관, 전정도수관, 선천성 하고실 골벽결손 등)에 의한 전파 등으로 분류할 수 있다.

중이염에 의한 합병증의 종류

합병증은 크게 머리뼈 안에서 발생하는 것과 머리뼈 밖에서 발생하는 것으로 나눌 수 있다. 머리뼈 안에서 발생할 수 있는 합병증으로 경막외 농양(extradural abscess)이 가장 많고, 정맥동혈전증, 화농성수막염, 뇌농양 등이 있으며 이들 중 몇 가지가 동시에 생기는 수도 있다. 혈전정맥염은 혈관벽에 혈전을 형성하고 이로 인해 측정맥동의 폐쇄, 뇌척수액 순환의 장애 등을 유발해서 이성수두증(otogenic hydrocephalus)을 초래할 수 있고 원격 장기에 색전증을 유발할 수 있다. 머리뼈 안에서 발생하는 합병증은 항생제 사용 후 많이 감소한 추세이지만 적절한 치료 시기를 놓치면 사망까지도 초래할 수 있으므로 조기 증상과 소견에 대한 정확한 이해가 필요하다. 머리뼈 밖에서 생길 수 있는 합병증으로 안면신경 마비와 융합성 유양돌기염, 내이염, 추체염과 귀 근처 연부 조직에 농양을 초래하는 경우가 있다. 안면신경마비는 중이염에서 동반되는 골파괴로 생기는 것으로 안면신경관의 뼈가 가장 얇은 슬상신경절과 고삭신경 분지 부와의 사이에 가장 많이 생기며 혀의 반쪽에 미각 장애를 일으킨다. 미로염은 심한 어지럼증이나 갑작스런 난청을 초래할 수 있으며 중이염에 의한 골파괴로 인한 미로누공으로 발생하거나 기존의 경로를 통한 염증 반응에 의해 발생할

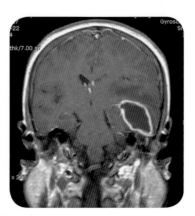

그림 31 진주종성중이염의 합병증으로 왼쪽 뇌의 측두엽에 발생한 뇌농양

수 있다. 급성중이염에서 적절한 항생제 치료에도 불구하고 2주 이상 화농성의 이루가 발생하면 융합성 유양돌기염을 의심할 수 있으며 이 경우는 측두골 단층 촬영으로 확인할 수 있으며 수술이 필요하다. 그 밖에 귀 뒤나 위쪽의 연부 조직에 농양이 생길 수 있으며 귀 아래의 목에 농양이 생기는 경우도 있다.

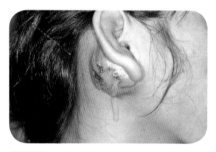

그림 32 만성중이염의 합병증으로 발생한 후이개 농양

증상

안면신경마비의 경우는 병소와 같은 쪽에 안면마비가 오며 눈을 감을 수 없고, 이마에 주름을 만들 수 없으며 입꼬리가 처지고 침을 흘리며 구음 장애가 심하다. 미각장애가 동반될 수 있으며 스스로 느끼지 못하는 경우도 있다. 안면신경마비는 중이염의 합병증 이외에도 측두골 골절, Bell씨 마비, 이성대상포진으로도 올 수 있으므로 감별진단해야 한다. 골막하 농양이나 유양돌기염이 발생하면 이통, 이후부 동통, 발열, 이개의 외측 전하방 전위 등을 보이므로 측두골 CT 촬영으로 확인해야 한다. 머리뼈 안의 합병증에서는 경막외 농양 단독인 경우에는 특이한 증상은 적으나 다른 합병증이 병발하면 발열, 심한 두통, 경부 강직, 구토, 건반사 항진, 병적 반사의 출현, 의식 장애 등의 증상이 생길 수 있다. 이러한 증상들이 있고 합병증의 가능성이 있는 경우에는 신경학적 검사와 MRI 등을 신속히 시행해서 확인해야 한다.

치료

원인이 되는 질환인 중이염에 대해서는 중이근치수술을 시행하여 병소를 철저하게 제거해야 한다. 또 안면신경마비의 경우는 원인이 급성중이염인 경우에는 고막절개, 환기관 삽입술과 항생제 치료를 하게 되며 간혹 안면마비의 정도가 심한 경우에는 유양돌기 절제술과 안면신경 감압술을 시행하는 경우도 있다. 안면마비의 원인이 만성중이염이나 진주종성중이염인 경우는 유양돌기절제술이 필요하며 안면신경 감압술을 병행하는 경우도 있다. 측정맥동 혈전정맥염에는 항생제 투여와 유양돌기 절제술을 시행하고 정맥동벽 안에 화농성물질이나 농이 있는 경우에는 정맥동벽을 개방한다. 경막외 농양에서는 육아조직을 제거하고 농양의 배농을 시행해야 한다. 전신적으로 충분한 항생제, 소염제의 투여, 수분 및 전해질의 고정도 필요하다. 합병증이 일어나기 전에 수술하는 것이 이상적이지만 불행하게도 합병증을 초래한 경우에는 환자의 상태가 위독하다는 것을 충분히 설명하고 수술을 받도록해야 한다. 근치적 수술과 강력한 항생제의 투여로 대부분 치유되지만 그렇지 않은 경우도 있으므로 전신 상태의 관찰, 뇌증상의 출현과 그 경과 관찰에 유의해야 한다.

CHAPTER

2

속시원하게 풀어보는 **이비인후과 질환**

코의 질환

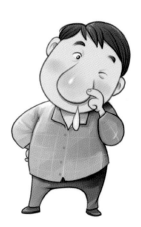

1 감기

감기는 왜 겨울에 많은가?

감기란?

감기는 코, 목 등 상기도 점막의 급성 염증이다. 코의 증상으로는 코의 건조감, 콧물, 재채기, 코막힘이 있고 목의 증상으로는 목이 따끔따끔 거림, 막힌 것 같은 이상 감각, 목구멍이 아프고, 쉰 목소리, 기침 등이 있다. 오싹오싹 한기를 느끼고 열이 있는 듯 하며 뼈 마디마디가 아프고 간난 아기는 토하거나 설사 등의 전신증상을 동반하기 때문에 감기 증후군이라고 한다. 특정 부위의 증상이 심해지면 급성비염, 급성인두염, 급성후두염, 급성기관지염 등으로 불리운다.

감기의 원인

원인은 바이러스 또는 세균에 의하는데 약 90%는 바이러스, 10% 정도는 세균 및 마이코플라즈마 등에 의해 발병한다.

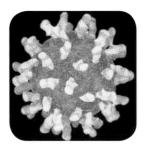

그림 33 감기의 가장 흔한 원인이 되는 라이노 바이러스

감기와 인플루엔자(독감)의 차이

일반적으로 코감기, 목감기라고 하는 것은 각각 명시된 부분의 증상이 강한 경우에 불리우는 명칭이며 보통 감기라는 병명으로 사용되고 있다. 인플루엔자에 의한 감기는 증상이 훨씬 심한 경우로 발열과 함께 관절 마디마디가 아픈 등의 전신증상이 강하고 대유행하기 쉬운 것이 특징으로 독감이라고도 한다.

인플루엔자는 인플루엔자바이러스에 의한 감염병으로 매년 겨울철에 유행하여 기침, 갑작스런 고열(38℃ 이상), 두통, 전신쇄약, 마른기침, 인두통, 코막힘, 근육통 등의 호흡기 증상을 일으키는 질환이다. 기침이나 재채기를 할 때 분비되는 호흡기 비말을 통해 사람에서 사람으로 전파된다. 어린이에서는 성인과 달리 오심, 구토 및 설사 등의 위장관증상이 동반될 수 있다. 인플루엔자 예방접종을 통해 예방할 수 있다.

감기나 인플루엔자는 왜 겨울에 많은가?

감기와 인플루엔자는 매년 11월경부터 2월에 집중적으로 발생한다. 겨울이 되면 기온이 떨어지고 공기가 건조하기 때문에 상기도의 점막이 충혈되기 쉽고 염증에 대한 저항력이 저하되어 바이러스에 감염되기 쉽기 때문이다. 특히 겨울에는 방을 꼭 닫기 때문에 환기가 잘 안되어서 바이러스에 감염될 기회가 많아진다.

합병증

바이러스 염증으로 이환된 상기도의 점막은 세균의 침투에 대한 저항력이 약하게 되어 이차적으로 세균감염이 잘 된다. 이 때에 이비인후과 영역의 부위에 여러 가지 문제를 발생시킬 수 있다. 상기도와 통해있는 이관을 통해서 중이에 급성중이염을 일으키기도 하고 부비동염(축농증), 편도염, 후두염, 기관지염 등이 잘 일어난다. 나이 많은 노약자나 면역력이 저하되어 있는 사람에서 가장 주의해야 할 것은 폐렴이다.

치료

바이러스를 직접 없애는 약은 아직 없다. 건강한 사람은 인플루엔자의 경우에도 약 1주일 정도면 회복된다. 감기에 걸리면 안정을 취하고 영양을 잘 섭취하고 인체의 면역력을 높이는 것이 중요하다. 약물요법으로 발열, 두통, 목의 통증, 콧물, 기침 등의 증상을 완화시키는 약을 복용한다. 세균에 의하여 2차 감염이 발생한 경우이거나 그 외 2차 감염이 발생할 가능성이 많으면 항생제를 복용한다. 대개 우리들은 일년에 평균 6회는 감기에 걸린다고 한다. 감기는 만병의 근원이며 특히 귀 코 목의 병의 원인이 되므로 일찍 이비인후과 전문의의 진료를 받아야 한다.

예방

일반적인 예방법으로는
① 감기에 걸려도 견딜 수 있는 체력을 평소 길러야 한다.
② 감기가 유행 중에는 될 수 있는 대로 사람들이 많은 혼잡한 곳을 피해야 하며 인플루엔자에 대한 적극적인 예방법으로는 예방접종이 있다. 건강한 성인에서 예방효과는 70~90%로 인플루엔자가 유행하기 이전인 매년 10~12월에 예방접종을 받는 것이 좋다. 그러나 인플루엔자 바이러스는 자주 변종이 생겨서 예방접종으로 완벽하게 예방이 되는 것은 아니다.

2 비폐색(코막힘)

코가 막혀서 입으로 숨을 쉰다.

원인

비폐색(코막힘)은 대부분의 코 질환에서 나타나는 증상이면서 가장 환자를 불편하게 하는 대표적인 증상 중의 하나이다. 코막힘을 호소하는 환자 중에는 알레르기성 비염 외에도 비특이성 비염, 만성 비후성 비염, 혈관운동성 비염, 약물 중독성 비염 등 여러 가지가 있다. 알레르기성 비염이란 발작성 재채기, 물 같은 콧물, 그리고 코막힘을 주로 호소하는 질환이며, 비특이성 비염 또는 혈관운동성 비염이란 알레르기성 비염과 비슷한 증상을 보이나 검사소견상 알레르기성 체질에 대한 소견을 보이지 않는 비염의 경우를 뜻하며, 비후성 비염이란 코안의 살이 자라서 코가 막히는 경우를 총칭하는 질환으로 알레르기성 비염, 비특이성 비염 등 코안의 살(비갑개)이 부어 있어 증상을 보이는 경우를 말한다. 약물 중독성 비염이란 코가 막히는 것이 심한 환자가 시중의 약국에서 구할 수 있는 코를 뚫어주는 약제(충혈 완화제)를 장기적으로 사용하는 경우에 생기는 질환으로 마치 약물에 중독이 된 것처럼 충혈완화제를 사용하지 않고는 생활할 수 없으며, 심한 경우는 같은 약제를 사용하여도 코가 막히는 것이 해결되지 않는 질환이다.

원인으로는 다음과 같은 세 가지로 나눌 수 있다.

1) 코 바깥부위의 기형 또는 외상

- ▶ 전, 후 비공(코구멍)의 폐쇄
- ▶ 안장코
- ▶ 외상으로 인한 형태변화

2) 코 내부의 원인

- ▶ 비중격(양쪽 코구멍 가운데의 연골)이 한쪽으로 휜 경우
- ▶ 비갑개가 비후된 경우
- ▶ 여러 형태의 코 내부 염증(급, 만성 비염, 비강의 유착, 비중격에 고름 형성 등)
- ▶ 축농증(만성 부비동염) 및 폴립(물혹)
- ▶ 양성종양, 악성종양
- ▶ 이물이 들어간 경우: 주로 소아에서 휴지, 장난감 총알, 콩 등이 들어간 경우

3) 비인두의 아데노이드 비후 또는 종양

⁂ 코막힘의 후유증

코가 막히면 입으로 숨을 쉴 수밖에 없다. 신생아의 경우에는 젖을 잘 빨지 못하던가 잠을 자지 못하는 증상이 있다. 유아에서는 수면장애로 자다가 갑자기 잠에서 깨는 경우가 있다. 구강호흡이 계속되면 위턱이 올라가서 치열이 나빠진다. 또 언제나 입을 벌린 상태로 생활하기 때문에 얼굴의 근육이 축 늘어지고(아데노이드 얼굴), 기분이 우울해지고, 일에 흥미를 잃고 무관심하게 된

다. 또 흉곽이 변형되기도 한다. 연령에 관계없이 구강호흡 때문에 입안이 건조
해져서 세균감염이 쉽게 발생되고 인두염, 후두염, 기관지염 등이 생긴다. 특히
학생에서는 주의력이 산만해져서 학업성적이 떨어지는 경우가 흔하다.

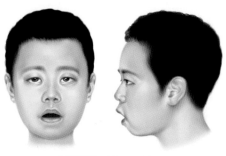

그림 34 아데노이드 얼굴

코 속은 호흡의 통로만이 아니다

보통 얼굴의 한가운데 솟아있는 외비를 코라고 부르고 있다. 그 안에 비강이
있고 비중격에 의해 좌우로 나뉘어지며 각각의 외측에는 3~4개의 비갑개가 있
다(그림 35참조). 비갑개는 갑개골이라고 하는 뼈로 지지되고 그 표면은 점막으로
덮여 있다. 점막에는 해면체의 조직이 있고 혈관이 많이 있다. 혈액의 흐름에
따라 비갑개가 부풀기도 하고 줄어들기도 한다. 혈액의 조절은 자율신경에 의

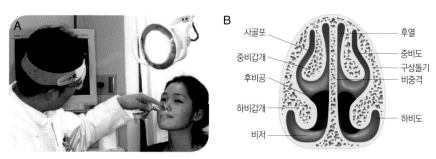

그림 35 코 안의 구조
그림 A와 같이 코 안을 관찰하면 그림 B와 같은 구조물들을 검사할 수 있다.

해 이루어진다. 건강한 사람이라도 비갑개는 대개 3~4시간마다 좌우가 번갈아 가면서 부풀었다 줄었다 한다. 이것을 코의 주기(cycle)라 한다. 좌우의 비강은 호흡하기 위한 통로뿐만이 아니고 들여마신 공기가 이곳을 지나면서 적당한 온도와 습도를 유지하게 한다. 또한 코털과 점막에 있는 점액을 통하여 먼지 등의 이물질들을 제거한다. 또한 비강의 상부에 있는 후각점막이 공기 중에 포함된 냄새를 감지한다. 또한 비강 그 자체가 공명기의 역할도 한다. 즉 비강은 호흡기도, 흡기조절기능(온도 및 습도), 방어기능, 감각기능(후각 및 반사기능) 등의 4개의 기능을 갖고 있다. 비강에서 먼지를 제거하고 적당한 온도와 습도를 유지하기 때문에 입, 목구멍, 기관지의 감염을 예방할 수 있는 것이다.

⁂ 비중격만곡증과 비후성비염이란 무엇인가?

비강의 점막은 자극에 아주 민감하다. 집안의 먼지, 감기, 대기오염, 화분, 스트레스로 인해 점막의 염증이 쉽게 생긴다. 그리고 비점막에 부종이 생겨 비강이 좁아지고 코가 막히게 된다. 대부분의 사람은 정도의 차는 있지만 비중격이 휘어져 있다.

이 현상은 동물에는 없고 사람에게만 있다. 휘어진 정도가 심해져서 여러 가지 증상이 나타날 때 비중격만곡증이라고 한다. 대개 휘어진 쪽과 반대쪽이 교대로 코가 막히는 증상이 나타난다. 휘어진 반대쪽은 비갑개의 점막이 과다한

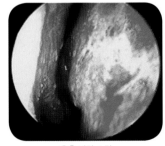 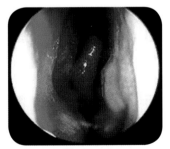

우측 비강 소견 · · · · · · · · · · · · · · 좌측 비강 소견

그림 36 우측으로 비중격이 편위되어 있어 우측 비강이 좁은 반면 좌측 비강은 오히려 넓어져 있다.

공기에 자극되어 커지는 경우가 많기 때문에(비후성비염) 역시 코막힘의 증상이 생기게 된다. 코막힘 이외에 두통, 후각감퇴, 비루(콧물) 등이 생긴다. 만곡된 측의 전방은 공기의 자극을 받기 쉬워 특히 공기가 건조한 계절이 되면 입구가 마르고 가피(코딱지)가 잘 생겨 불쾌한 느낌이 든다. 손가락으로 콧구멍을 후비게 되면 점막에 손상이 쉽게 생겨서 출혈이 자주 생긴다. 부비동염이나 알레르기성 비염이 비중격만곡증이 있는 사람에게 합병되면 증상은 심하게 된다.

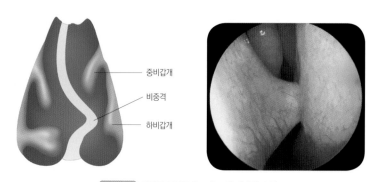

중비갑개

비중격

하비갑개

그림 37 비중격 만곡증의 모식도 및 내시경 소견
환자의 좌측으로 심하게 만곡된 비중격이 관찰된다.
좁아진 좌측 비강의 하비갑개는 위축되어 있고 반대측의 하비갑개는 비대되어 있다.

코막힘의 진단 및 치료

코막힘 자체만으로는 어느 질환에 대한 특징적인 증상이 아니므로 코 안을 진찰하고 필요에 따라 방사선 검사, 내시경 검사, 컴퓨터 단층촬영(CT), 알레르기 검사 등의 적절한 검사를 시행하여 정확한 진단을 한 후 각 질병에 따른 적절한 치료를 하여야 한다. 비중격만곡증 및 만성 비후성비염의 경우에는 수술적 치료를 시행하게 되며 대부분의 경우에서 만족할 만한 증상의 호전을 기대할 수 있다.

환자들 중 일부는 혈관수축제를 구입하여 코에 뿌리는 경우가 있는데 이는 일시적인 증상호전은 있으나 지속적으로 사용하면 약물중독성 비염 등의 합병증을 유발시킬 수 있으므로 바람직하지 못하다.

3 콧물(비루)

콧물은 하루 1,000cc가 정량?

⁂ 콧물의 구성성분 및 역할

코 안에 적당한 습기를 유지하는 것은 정상적인 코의 생리작용에 매우 중요하며 코 안이 건조할 때는 코 안의 섬모운동이 정지되고 이에 따라 쉽게 염증을 일으키게 된다. 코 안의 습기는 체액에서 빠져 나온 액체에 의하여 공급되는데 코의 점액선 및 분비세포로부터의 분비물이다. 또한 눈물샘에서 나오는 눈물도 코로 연결된 관을 통해 콧속의 습기를 공급하는데 기여한다. 이렇게 해서 콧속에서 정상적으로 분비되는 분비액은 24시간에 1,000cc정도이다.

코점막의 점액층은 코의 생리적 기능에 중요한 역할을 하는데 이는 수분이 주이고 염분과 당단백질 등으로 되어 있으며 백혈구가 포함되어 있다. 점막층은 컨베이어벨트 같이 뒤쪽으로 섬모운동을 하여 인두 쪽으로 분비물을 넘기게 한다. 또 항균물질, 항바이러스 물질 및 기타 면역물질이 포함되어 있어서 비강 내에 침입한 세균을 점액층에서 포착하여 점액층의 여러 가지 살균물질로 처리되므로 코 뒤에서는 균배양검사에서도 거의 균을 발견하지 못하게 된다.

이와 같이 정상적인 비점막에서는 늘 콧물이 분비되나 이를 느끼지 못하고 지내게 된다. 그러나 병적인 상태가 되면 분비과다, 분비감퇴 및 점성의 변화 등으로 증상이 나타난다.

❖ 각 질환별 콧물의 특징

점액분비가 부족해서 비강이 마르는 것은 급성 비염의 초기와 급성 감염성 질환 등에서 오고, 당뇨병, 신장염, 동맥경화증 등에서도 건조할 때가 있다. 또한 소아에서는 기생충 감염으로 인해서 올 수도 있다. 분비 과다로는 그 분비물의 양상에 따라서 물과 같은 '수양성', 끈끈하게 점도가 높아진 '점액성', 고름이 섞인 '농성', 피가 섞인 '혈성' 등으로 나눌 수 있는데 이것이 혼합해서 나오는 수도 있다. 각 비루의 원인을 살펴보면 다음과 같다.

▶ 수양성 비루
: 울 때, 급성 비염의 초기, 혈관운동성 비염, 코 알레르기 등
▶ 점액성 비루
: 급성 비염의 말기, 만성 비염, 만성 부비동염(축농증) 등
▶ 농성 비루
: 만성 부비동염(축농증), 비강 이물, 결핵
▶ 한쪽에만 있을 때는 치성(齒性) 부비동염 또는 비강이나 부비동의 악성종양을 생각하고 유소아에서는 코 안의 이물질 여부를 확인하여야 한다.
▶ 혈성분비 또는 혈성농성 비루
: 비강 디프테리아, 섬유성 비염, 악성종양, 습진, 결핵, 매독 등

뜨겁거나 매운 음식을 먹을 때 콧물이 나오는 사람이 있는데 이를 미각성비염(gustatory rhinitis)라고 하며, 이는 입천장에 있는 감각신경이 콜린성 반사를 유발하여 증상이 나타난다고 생각한다. 증상이 심한 사람은 식사하기 10분 전에 항콜린성 비강 분무제(0.03% ipratropium bromide)를 사용하면 효과를 볼 수 있다.

콧물의 치료

콧물이 날 때 많은 경우 약국에서 약만을 복용해 콧물을 멈추게 하는 것만 주력하는데 이때 근본적인 치료가 되지 않고, 또한 악성종양과 같은 경우에는 조기에 발견하지 못하고 병을 키우는 결과가 되는 경우가 종종 있다. 콧물의 원인은 위와 같이 다양한 질환에 의하여 유발될 수 있으므로 그 종류를 분석하고 그 원인을 찾아 증상 치료가 아닌 원인에 대한 근본적인 치료를 하여야 한다.

4 후각장애

냄새를 잘 맡지 못한다.

후각장애란?

이비인후과 외래를 방문하는 환자들 중에는 "냄새를 잘 못 맡겠다." 혹은 "냄새를 전혀 못 맡겠다." 라고 호소하는 환자들이 많다. 이렇게 냄새를 잘 못 맡는 경우를 '후각장애' 라고 한다. 사람이 냄새를 맡을 수 있는 능력은 동물에 비해 매우 약하다. 또한 청각이나 시각에 비교하여 피로하기 쉬워 오래 동안 같은 냄새를 맡고 있으며 냄새를 못 맡게 된다. 인간이 느끼는 여러 가지의 자극 중에서 가장 자극에 순응하기 쉬운 것이 후각인 것이다.

콧속에서 냄새를 맡는 곳은 코의 가장 상부에 위치하는 후각점막에 있는 후각세포들이 담당한다.

공기중의 냄새가 코 안으로 들어와서 후각점막을 자극하면 후각세포로부터 후각신경을 지나 대뇌에 자극을 보내어 냄새를 인지한다. 이 경로의 어떤 단계

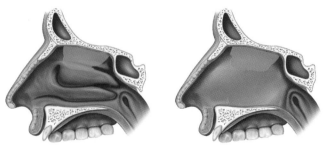

그림 38　비강측벽과 비중격-후각점막부위

에서든지 장애를 받게 되면 냄새를 느낄 수가 없게 된다.

후각의 감도가 가장 좋은 때는 10세 전후이다. 후각은 연령이 증가할수록 기능이 점차 저하된다. 후각세포의 수는 인간의 경우 약 백만 개 정도이다. 개나 토끼는 약 일억 개 정도인 것으로 보아 개나 토끼의 후각이 얼마나 좋은가를 추측할 수 있겠다.

후각장애의 종류

후각장애의 원인별 분류는 다음과 같다.

① 냄새가 후각점막에 도달하지 못하는 경우(호흡성 후각장애: 코막힘)

② 후각점막의 기능장애(후각점막성 후각장애: 감기에 의한 비염, 알레르기성비염 등)

③ 후각신경으로부터 후각중추의 기능장애(중추성 후각장애: 두부외상이나 뇌막염)

④ ①과 ②가 합병되어 생긴 후각장애

예전에는 신경손상이 되어 후각장애가 생기는 경우가 대부분인 것으로 여겨져 왔으나 여러 후각검사법의 발달로 장애 부위의 진단이 가능하게 되어 최근에는 ④에 의한 경우가 많다는 것을 알게 되었다.

일반적으로 호흡성 후각장애는 완전 소실이 아닌 후각감퇴, 후각점막성 후각장애는 심한 후각장애가 나타나며, 중추성 후각장애는 후각저하에서 후각의 완전 상실까지 다양하게 나타난다. 후각이상의 정도 및 양상에 따라 다음과 같이 분류할 수 있다.

▶ 후각상실: 냄새를 전혀 맡지 못하는 경우

▶ 후각감퇴: 냄새를 맡지만 능력이 현저히 떨어져 있는 경우

▶ 악취후각: 실제로 악취가 없는데 악취를 느끼는 경우

▶ 환상후각: 실제로 냄새가 없는데 불유쾌한 냄새를 느끼는 경우

▶ 후각과민: 신경쇠약, 임신, 월경 등에서 중추신경계의 이상 흥분으로 후각
이 예민해진 경우

▶ 착후각: 냄새를 맡지만 실제 냄새와 전혀 다른 냄새로 느끼는 경우

▶ 후맹: 어떤 특정한 냄새를 전혀 못 맡는 것으로 유전성이 관련될 것으로
생각된다.

후각 장애의 원인

1) 폐쇄성 코 질환

폐쇄성 코 질환인 비용종(물혹), 비염, 부비동염, 알레르기성비염 등의 코 질환
의 대다수가 후각장애를 유발한다. 이러한 질환이 있는 경우 수술적 혹은 약물
적 치료로서 코 호흡을 가능하게 해주면 대부분의 경우 후각 장애가 없어진다.

2) 급성 상기도 감염

급성 상기도 감염에 의해 발생하는 후각 장애는 동반되는 급성 부비동염, 급
성 비염 등으로 인해 코 호흡을 못하게 됨으로서 일시적으로 발생하는 경우가
많은데 급성기가 지나고도 후각장애가 계속되는 경우에는 급성 상기도 감염의
원인인 바이러스가 후각신경을 침범하여 후각 신경이 손상된 경우이다. 이렇게
후각신경에 손상이 온 경우에는 급성 염증이 나아도 후각장애가 계속되며 치료
가 곤란한 경우가 많다.

3) 두부외상

두부(머리)외상을 받은 후 후각장애가 쉽게 발생하는 이유는 매우 가느다란
후각신경이 뇌로부터 나와 전두골을 지나 코의 상부로 들어가기 때문이다. 외
상으로 후각신경이 손상을 받아 후각장애가 나타나게 되며 이러한 경우에는 치
료가 곤란한 경우가 많다.

4) 약물, 유해물질

어떠한 약물을 복용하게 됨으로써 미각(입맛)의 변화를 가져오게 되고 이로 인해 후각장애를 느끼게 되는 경우가 있다. 또한 각종 산업성 유해물질 등을 흡입하는 것이 후각장애를 유발할 수 있다. 주의할 것은 우리가 흔히 접하게 되는 담배연기도 후각장애를 유발할 수 있다는 것이다.

이외에도 정신적 스트레스 등에 의해서도 후각장애가 유발될 수 있으나, 후각장애의 약 20%는 원인을 알 수 없는 경우이다.

후각검사

후각검사는 특정 냄새에 대한 인지력(identification)과 냄새의 차이를 구분 할 수 있는 판별력(discrimination), 그리고 후각의 역치(threshold)를 측정한다.

미국에서 개발된 UPSIT (University of Pennsylvania Smell Identification Test) 와 CCCRC (Conneticut Chemosensory Clinical Research Center Test) 등의 검사가 널리 이용되고 있으며 그 외에도 CCSIT (Cross Cultural Smell Identification Test), T&T, KVSS (Korean Version of Sniffin′ Sticks Test), 독일에서 개발된 Sniffin′ Sticks Test 등이 있다. 또한, 아로나민을 정맥 주사하여 마늘냄새를 자각하는 시간이나 지속시간을 측정하는 아로나민 정맥주사시험도 있다.

이중에서 흔한 검사인 UPSIT은 후각 인지 검사로 40가지의 후각물질을 미세입자에 넣어 검사 시 환자가 냄새를 맡은 후 정답이 포함된 4개의 보기 중 하나를 고르는 방식으로 되어있다. 따라서 냄새를 못 맡아도 우연히 정답을 맞출 수 있는 확률이 25%이다. 그러므로 검사 결과 정답이 25% 이하인 경우 환자가 꾀병을 부리는 지에 대한 정밀 조사가 필요하다. 또한, 피검자가 암모니아 혹은 다른 삼차신경 자극 물질에 대해 얼굴을 찡그리거나 눈물을 흘리면서 반응을 보이지 않을 경우 위 후각장애로 추정할 수 있다.

최근에는 한국인들에게 비교적 친숙한 냄새로 구성된 KVSS가 개발되어 비교적 쉽게 후각 인지, 역치, 식별 검사를 간편하게 시행 할 수 있게 되었다.

후각장애 환자의 문제점

후각 장애 환자의 문제점은 단순히 냄새를 못 맡는 데 있는 것이 아니다. 일상생활에 있어서 후각은 단순히 냄새를 감지하는 것 뿐 아니라, 인간을 어떠한 위험상황으로부터 미리 대피할 수 있도록 해 주는 기능이기 때문이다. 예를 들어 집안에 화재가 발생한다든지, 유통기간이 지난 변질된 음식물을 섭취함으로써 발생할 수 있는 위험은 후각기능이 완전할 때는 미리 피할 수 있는 것이다. 그러므로 후각장애 환자의 경우 이러한 위험상황에 노출되는 문제점이 있으므로 유의해야 한다.

후각장애 환자의 치료

호흡성 후각장애에서는 코막힘이 없어지면 후각은 회복된다. 후각점막성 호흡장애에는 스테로이드제를 분무하는 방법이 유효하다. 물론 축농증이나 알레르기성비염이 있으면 그것에 대한 치료를 받아야 한다. 중추성의 경우는 대개 치료가 어렵다.

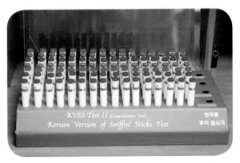

그림 39 KVSS

KVSS TEST II
(Korean Version of Sniffin' Sticks Test)

이름 : _____ 성별/나이 : (M/F :   세) 일자 : 년 월 일

• 후각역치검사 (Odor Threshold Testing)

1				
2				
3				
4				
5				
6				
7				
8				
9				
10				
11				
12				
13				
14				
15				
16				

•• 후각식별검사 (Testing of Odor Discrimination)

적색															
녹색															
청색															

••• 후각인지검사 (Testing of Odor Identification)

1	오렌지	검은딸기	딸기	파인애플	9	양파	짠양배추	마늘	당근
2	연기	접착제	가죽	풀	10	담배	커피	포도주	연기
3	꿀	바닐라	초코렛	계피	11	멜론	복숭아	오렌지	사과
4	파	페퍼민트	전나무	양파	12	간장	후추	계피	겨자
5	코코낫	바나나	호두	버찌	13	배	자두	복숭아	파인애플
6	복숭아	사과	레몬	자몽	14	녹차	나무딸기	장미	버찌
7	감초	버찌	츄잉껌	과자	15	참기름	럼주	꿀	전나무
8	겨자	고무	박하	송진	16	빵	생선	치즈	햄

그림 40 KVSS Test II

5 비출혈(코피)

코피도 병이다.

원인

코피는 누구나 한 번 정도 경험해 보았을 정도의 흔한 증상이며 대부분은 별다른 치료 없이 저절로 멈추는 경우가 많으나 매우 심한 경우에는 장기간의 치료가 필요할 수도 있다.

코피는 연령, 성별에 관계없이 여러 가지 원인으로 올 수 있으나 특히 소아에서 많이 볼 수 있다. 코에는 코의 후방으로부터 들어오는 외경동맥계와 상부에서 들어오는 내경동맥계 등으로부터 풍부한 혈관공급이 있어 신체의 다른 부위보다 출혈이 쉽게 오며 특히, 비중격(양쪽 코구멍 사이의 연골판)의 전하방에는 많은 동맥혈의 모세혈관이 모여 있어 리틀부위(Little area, Kisselbach area)라고 하는데 코피의 거의 대부분(약 90%)이 여기에서 일어나며 가벼운 외상(손가락으로 후비는 것 등)이나 감염에 의해서도 쉽게 코피가 난다. 재채기, 콧물, 코막힘 이외에 코를 긁어대거나, 코를 만지작 거리거나 코딱지를 후비다 비출혈을 일으키기 쉽다.

그 외에 고혈압, 혈우병, 백혈병, 재생 불량성 빈혈 등의 혈액질환, 그리고 안면이나 코 부위의 타박, 또는 외상, 기압의 급격한 변동, 물혹(폴립, 비용), 비강 종양 등에 의해 비출혈이 일어날 수 있다. 혈압이 높은 성인에서는 코의 뒤쪽에서 나오는 심한 후방 비출혈도 적지 않다.

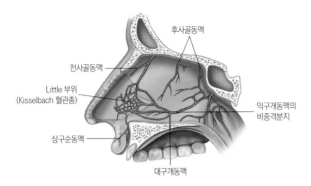

그림 41 코피의 가장 흔한 위치인 비중격의 Little 부위(Kisselbach 혈관총)
여러 동맥이 서로 연결되어 비중격의 전방에 많은 혈관이 분포한다.

코피가 날 때의 간단한 응급치료

① 제일 중요한 점은 환자를 안정시키는 것이고 가족이나 보호자도 너무 서둘거나 무서워하여 환자를 긴장하게 하지 않도록 해야한다(긴장하면 혈압이 상승하여 출혈이 더 많이 된다).

② 코피가 나는 쪽 콧구멍에 환자 새끼손가락 굵기로 솜을 말아 1~2cm정도 밀어 넣고 엄지 손가락과 둘째 손가락으로 코 아래부분을 4~5분 이상 양쪽으로 감싸 누르고 있으면 멈추는 수가 많다.

③ 필요하면 안정제를 주고 피를 삼키지 않도록 한다. 머리 부위를 높이고 얼음이나 찬물 찜질을 하는 것도 유효하다.

위와 같은 치료로 지혈이 되지 않으면 속히 이비인후과를 방문해야 한다

환자의 진찰 및 출혈 부위를 확인한 후 아래와 같은 치료를 한다.
출혈부위가 명확하면 10% 초산은(AgNO$_3$)이나 전기로 소작하여 지혈한다.

코 안을 깨끗이 하여 출혈부위를 정확히 찾은 다음 바세린 거즈를 넣어 그 부위에 압박(팩킹)한다. 대부분은 전방압박으로 지혈되나 아주 심한 코피, 특히 코의 뒤쪽에서의 출혈에는 후방압박을 시행하기도 한다. 팩킹은 2~3일간 해 두어야 하며 감염을 예방하기 위하여 항생제를 투여한다. 출혈이 심한 경우에는 입원치료가 필요하며 수혈이 필요할 수도 있다.

위의 방법으로 지혈이 안되면 수술적 방법으로 혈관을 묶는 수술을 시행할 수 있으나 최근에는 잘 시행하지 않는다. 최근에는 여러 가지 치료법으로도 낫지 않는 심한 코피의 경우 혈관조영술을 통하여 출혈부위를 확인한 후 원인혈관을 막는 최신 기법을 사용하기도 한다.

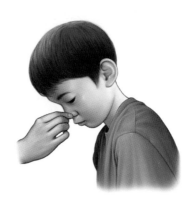

그림 42 코피 응급처치 모습
고개를 앞으로 숙이고 엄지와 검지로 양쪽 콧방울을 압박한다.

6 만성 비후성 비염

코가 막혀서 너무 답답하다.

비후성 비염이란?

코구멍의 외측에는 비갑개라는 뼈로 된 구조물과 이것을 덮고 있는 점막이 있는데 보통 한 쪽에 상, 중, 하의 3개가 있다(그림 43참조). 이러한 비갑개 및 점막이 만성적으로 커져있는 상태를 만성 비후성 비염이라 한다. 주로 하비갑개의 비후가 원인인 경우가 많다. 코가 막히는 증상(비폐색)의 대표적인 원인 중의 하나이다.

1) 원인

만성 비염의 모든 원인이 하비갑개의 점막과 결체조직이 증식되어서 생기는 만성 비후성 비염의 원인이 된다. 만성 비염이 장기간 계속될 때, 비중격 만곡증이나 만성 부비동염(축농증)이 있을 때 등이며, 비염에 의한 코 막힘 증상을 덜기 위하여 혈관 수축제로 된 비액(코에 뿌리는 약의 일종)을 다량 또는 장기간 사용하였을 때에도 약물중독성 비염이 생긴다.

2) 증상

비폐색(코막힘)이 주요 증상이며 밤에 더욱 심하고 지속적인 코 호흡의 장애가 있으며 하비갑개 앞쪽이 비대할 때에는 숨을 들이쉴 때, 뒤쪽이 비대할 때에는 숨을 내쉴 때 장애가 심하다. 또한 후각(냄새 맡는 것)의 이상, 콧소리, 콧물, 두통, 수면장애도 생길 수 있다. 콧물의 양이 많아지고 맑은 콧물이 나오며 코 아래쪽에서 목 뒤로 코가 넘어가고 가래의 양이 많아지고 숨이 답답한 증상도 생긴다.

검사 상 코 안의 점막이 어두운 빨간색으로 발적되어 있고 하비갑개가 비후되어 있으며 특히 앞쪽이나 뒤쪽 끝이 둥그런 모양을 보인다. 특징은 만성적인 상태라서 점막 수축제의 분무나 도포로도 점막수축이 잘 이루어지지 않는다는 점이다.

합병증으로는 부비동염, 눈물샘의 염증, 눈의 결막염, 이관 염증, 귀의 중이염, 인후두 염증 등이 나타날 수 있다.

3) 치료

초기에는 스테로이드 약물이나 혈관수축제의 분무로 치료를 해본다. 그러나 장기간 사용하는 것은 좋지 않다. 전기소작이나 냉동수술로 치료하는 방법이 있으나 최근에는 많이 사용하지 않는다. 수술적 방법으로 비후된 코살을 잘라내는 수술이 가능하다. 이때 점막을 너무 많이 잘라내면 콧속의 비갑개에 위축이 와서 가피(딱지)가 많이 생기는 위축성 비염이 올 수 있으므로 주의가 필요하다. 최근에는 바깥의 정상 점막 부위는 많이 제거하지 않고 안쪽의 뼈를 주로 제거하는 '점막하 비갑개 절제술' 또는 '비갑개 성형술'을 시행하여 증상은 많이 개선하되 위축성 비염이 발생하지 않는 수술을 시행한다. 이 밖에 코살 안의 뼈를 외측으로 골절시켜서 비강을 넓혀주는 수술을 하기도 한다. 레이저(Laser)를 이용하여 코살의 일부를 제거하는 수술도 있다. 최근에는 라디오주파수를 이용한 하비갑개 축소술을 많이 시행한다.

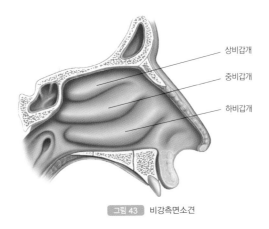

상비갑개

중비갑개

하비갑개

그림 43 비강측면소견

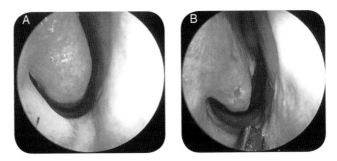

그림 44 만성 비후성 비염 환자에서 고주파 하비갑개 축소술 수술 전 후의 모습
A. 수술 전, B. 수술 후

7 알레르기성 비염
맑은 콧물, 재채기, 코막힘의 3대 증상

✿ 알레르기성 비염이란

주변의 자극 등에 환자의 코가 민감하게 반응하여 맑은 물과 같은 콧물이 흐르며, 발작성 재채기, 코가 막히는 등의 증상이 나타나는 경우가 있는데 이러한 경우를 과민성 비염이라 할 수 있다. 과민성 비염에는 항원(抗原: 원인물질)에 대해 반응하여 나타나는 특이성(特異性) 과민증과 아황산 가스, 포르말린, 암모니아 등의 화학물질, 먼지, 그리고 차가운 공기 등의 비특이성 자극에 대하여 반응을 보이는 비특이성(非特異性) 과민증으로 나눌 수 있다. 알레르기성 비염 환자들은 특이한 원인 항원에 대하여 반응을 일으키는 특이성 과민증과 함께 일반적인 자극에 대하여 민감한 비특이성 과민증도 동반하고 있다.

따라서 알레르기성 비염 환자들도 콧물이 나오고, 발작성 재채기, 코막힘 등의 3가지 주증상을 보이게 된다. 그 외의 증상으로는 코안이 간지럽다, 코안이 찍찍하다, 냄새를 잘 맡지 못한다, 숨을 들이 마실 때 코가 찡하다, 머리가 무겁고 아프다, 머리를 앞으로 숙이면 안이 쏟아지는 것 같다, 목뒤로 무엇이 넘어가는 것 같다, 집중을 못하겠다는 등의 증세를 호소하게 된다. 학생들의 경우는 책을 볼 때에 증상이 나타나기도 하며 앉아서 책을 보기가 어렵다는 증상을 호소하기도 한다. 증상이 감기 초기의 증상과 비슷해 계속 감기 기운이 있다고 호소하는 환자도 있다(그러나 일반적인 감기는 일주일 정도 증상을 보이며 열을 동반하는 것이 특징이다). 또한 비특이성 과민증의 현상도 보여서 일반적인 자극에 대하여도 민감한 반응을 하는데, 예를 들면 식사 중 또는 식후에 맑은 콧물이 흐른다든가, 사람이 많고 환기가 잘 되지 않는 지하도 또는 지하철 속에서 증상이 유발되고 특히 최루탄 가스 등의 인위적인 자극물질에 대해서도 남달리 심한 증상이 유발된다.

꽃가루나 집먼지 진드기, 동물의 털, 곰팡이, 음식물 등 우리 주위에서 흔히 접하는 물질에 대해 비정상적으로 과민한 반응이 코에 주로 나타나는 질환을 알레르기성 비염이라고 말한다. 이런 알레르기성 비염이 있는 환자들은 과민한 체질을 갖고 있기 때문에 그 증세가 결막염 형태로 눈에 나타나거나 천식 형태로 기관지 등에 나타날 수 있고 가족이나 친척 중에도 이런 증세를 갖고 있는 경우를 흔히 보게 된다.

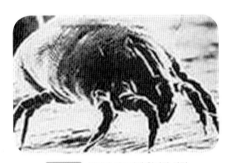

그림 45   집먼지 진드기의 현미경 사진

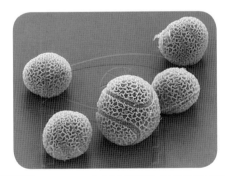

그림 46   계절성 알레르기 비염의 원인인 꽃가루의 현미경 사진

알레르기성 비염 환자는 꽃이 만발하게 되면 증상이 나타날 때가 많다. 또는 평소에는 별 증상없이 지내다가 어느 특정 계절이 되면 재채기, 콧물, 코막힘이 생기고 눈도 가렵고 눈물도 그치지 않는다. 때로는 피부의 가려움증, 습진, 목 구멍이 간지러움, 기침, 복통, 설사, 발열, 오한 등의 증세도 생기는 수가 있다. 꽃이 피는 시기에 공기 중에 날려다니는 꽃가루에 의한 알레르기 질환은 청장 년의 남녀 특히 여자에게 많다. 최근 환자가 대폭 늘어나는 추세이며 특히 대 도시에 사는 사람들에게 많다. 최근에는 호발연령이 낮아지는 경향이 있어 국 민병이 되어가고 있다.

일년 내내 알레르기성 비염으로 고민하는 경우를 통년성 알레르기성 비염이 라고 하고 이는 아이들에 많으며 코막힘, 콧물이 주된 증상이다. 그 원인의 대 부분은 집먼지 진드기이며 알레르기성 비염 원인 물질의 약 70%를 점하고 있 다. 귀 코 목에 알레르기 증상을 일으키는 중요한 환경요인은 꽃가루, 집먼지, 진드기, 배기가스 등이다.

하루 중에는 저녁, 밤에 자기 전, 밤에 잘 때, 아침에 일어날 때에 심하며 이 것은 온도의 하강, 또는 침구류에 존재하는 먼지, 또는 알레르기의 가장 많은 원인으로 생각되는 진드기의 활동이 가장 증가되는 시간과 일치한다.

어린이 알레르기성 비염

어린이 알레르기성비염의 경우는 다음과 같은 특징이 있다.
① 과거력에 아토피성 피부염이나 천식이 있다.
② 성인과 달라서 코막힘과 콧물이 주된 증상이다.
③ 부비동염(축농증)이 같이 발병한다.
④ 원인은 성인 여성에서는 꽃가루가 많은데 아이들은 집먼지, 진드기, 곰팡이가 많다.
⑤ 계란 우유 등의 음식물에 의한 원인도 무시할 수 없다.

우리나라에서 초중등학교 학생 45,000명을 대상으로 조사한 자료에 의하면 1995년에 약 34.9%, 2000년에는 37.2%에서 알레르기성비염의 증상을 갖고 있는 것으로 조사되었다. 2000년 조사에서 천식은 14.4%, 아토피성피부염은 18.8%, 알레르기성 결막염은 13.7%, 식품알레르기는 9.5%, 약품알레르기는 2.4%에서 각각 증상을 나타내고 있는 것으로 조사되었다.

알레르기성 비염의 특징

특징적인 세 가지 증상은 재채기, 맑은 물 같은 콧물, 코막힘이다. 눈물을 흘리거나 두통을 호소하기도 하며, 가려움증(소양감), 눈의 충혈(결막발적) 등을 초래하는 눈 알레르기를 동반하기도 한다. 또한 인두발적, 건조감, 이물감각 등을 나타내는 구강 및 인두 알레르기, 소화기계 알레르기의 증상 등이 있다.

꽃가루에 의한 알레르기와 같이 그 계절에만 증세를 나타내는 '계절성' 알레르기와 집먼지나 동물의 털에 의한 알레르기와 같이 일년 내내 증세를 나타내는 '통년성' 알레르기가 있다. 알레르기를 일으키는 물질(항원) 중 우리나라에서 가장 흔한 것은 집먼지와 집먼지에 붙어있는 진드기이다. 따라서 먼지가 많은 환경에서 증세가 심해질 수 있다.

일반적으로 어린이 알레르기성 비염 환자는 감기에 걸리기 쉽고, 일단 감기에 걸리면 쉽게 낫지 않는다. 또 부비동염, 중이염에도 이환하기 쉽고 삼출성 중이염 등의 합병도 적지 않다. 연령적으로도 인두 편도(아데노이드), 구개 편도가 비대할 시기여서 이러한 영향도 놓쳐서는 안 된다.

악화 요인

알레르기 비염의 증상들은 염증이 동반되는 경우, 원인이 되는 항원의 양이 증가되는 경우, 그리고 스트레스 등에 의해 쉽게 유발된다. 또한 바이러스 감염(소위 감기), 특히 요즘은 심한 대기오염이 증상의 발현에 큰 영향을 주는 것으로 생각되며 시내 중심가에 위치한 대형 빌딩에 근무하는 근무자들 중에 이러한 증상을 보이는 환자들이 늘고 있다(빌딩내에 환기를 해야 하는데 신선한 공기가 없이 오염된 공기를 사용하기 때문으로 생각됨). 악화 요인으로는 비특이성 자극인 온도의 변화(특히 찬공기)와 공기오염이 증상을 악화시킨다. 실내에서 공기를 오염시키는 원인으로는 흡연이 제1의 원인이며 사무용 기기에서 나오는 분진, 휘발성 물질 등도 중요한 역활을 하고 있다.

혈관운동성 비염

코의 자율신경 이상에 의해 알레르기성 비염과 유사한 코막힘, 콧물, 재채기 등의 증상을 나타내며 면역학적 검사에서 특이한 항원이 증명되지는 않지만 히스타민이나 methacholine을 이용한 비강유발검사에서는 과민반응을 나타낸다. 이렇게 알레르기성 비염과 같은 증상을 보이면서도 피부반응 검사에 양성으로 나타나는 원인을 찾지 못하는 경우를 비과민증, 만성비염, 과민성비염, 비(非) 알레르기성 비염, 또는 혈관운동성 비염이라고 부르기도 한다. 혈관운동성비염은 교감신경에 작용하는 약물, 국소혈관수축제 등과 찬공기, 자극적인 연기나 증기, 과도한 기온이나 습도 등 물리적인 요인, 임신이나 에스트로겐 사용, 격정, 긴장, 분노, 슬픔 등 심리적인 인자들이 영향을 미친다. 치료로는 국소분무형 스테로이드제제를 사용하며 증상이 심하면 비갑개성형술을 한다.

알레르기성 비염은 이비인후과 전문의를 찾아가 원인 물질을 찾는 것이 중요하다

알레르기성비염의 진단은 먼저 환자의 독특한 3대 증세의 병력과 알레르기를 갖고 있는 가족력이 중요하다. 이런 환자들의 코 속을 들여다보면 그 점막이 창백하면서 부어있고 맑은 분비물이 고여 있다. 가끔 코 안에 물혹이 있는 것도 관찰할 수 있다. 이와 같은 환자 증세와 진찰 소견 상 알레르기성 비염이 의심되면 콧물 안에 나타나는 세포를 보는 콧물 검사, 알레르기가 어느 정도인가를 보는 혈청 검사, 원인을 찾는 피부반응 검사 그리고 유발 검사 등이 있다.

환자가 어린 경우, 또는 피부반응 검사를 실시하기 어려운 경우, 피부반응 검사 상의 결과가 확실하지 않거나 확인이 필요한 경우에는 피 안의 성분에 대한 정밀 검사를 시행하기도 한다. 피부반응검사는 환자의 등이나 어깨, 팔뚝 등 피부에 알레르기를 유발하는 여러 물질(대개 성인 50가지, 소아 30가지)로 피부반응을 관찰하여 원인을 찾는 것이다. 이외에 방사선검사(컴퓨터 단층촬영이 가장 정확)를 통해 부비동염(축농증)이 동반되어 있는지 여부를 알아본다. 이렇게 해서 원인 물질을 찾아야 정확한 치료를 할 수 있다.

치료

알레르기성 비염은 병의 특성상 장기적인 치료 기간이 필요하기 때문에 환자들이 병에 대한 정확한 이해와 지식을 가지고 치료에 임하는 것이 무엇보다 중요하다.

1) 회피요법: 원인 및 악화요인에 대한 조치

알레르기를 일으키는 물질(항원)을 제거하거나, 그 물질과의 접촉을 피하는 방법이다. 이것이 가장 효과적인 치료법이지만 실제적으로는 완벽히 회피하는 것이 어렵다. 대부분의 경우 공기 중의 먼지나 이 안에 있는 진드기가 주원인이므로 원인을 완전히 제거하는 것은 어렵다. 그러나 원인물질을 완전히 없애지는 못하더라도 감소하는 것만으로도 증상을 개선시킬 수 있기 때문에 환경요법을 게을리해서는 안된다. 구체적인 방법은 아래 예방조치에 기술했다.

2) 약물치료

앞서 언급한대로 현실적으로 공기 중의 알레르기 원인물질을 모두 회피한다는 것은 불가능하다. 따라서 현재 알레르기 비염의 치료에 있어 근간이 되는 것은 약물요법이다. 이중 가장 대표적인 약물은 항히스타민제이다. 항히스타민제는 알레르기 반응에서 매개물질의 주된 성분인 히스타민의 작용을 억제하는 약으로 재채기, 콧물, 가려움증에 효과가 좋으며 근래에는 현기증이나 졸리움 등의 부작용이 없는 새로운 항히스타민제가 개발되어 운전자나 공부하는 학생들이 업무에 지장을 받지 않고 복용할 수 있다. 이외에도 증상의 경중도에 따라 국소 스테로이드 스프레이, 류코트리엔 길항제, 혈관수축제 등의 약물을 사용한다.

비강내 분무제에는 항히스타민제, 국소 스테로이드제제, 혈관수축제가 있는데 일정한 시간 간격으로 콧속에 분무하도록 만들어졌으며 근래에는 국소 스테로이드제제가 가장 널리 쓰이고 있다. 혈관수축제는 비강점막의 혈관을 수축시켜 코막힘 증상을 완화해주는 목적으로 사용하는데 내복약으로 복용하는 방법과 비강내에 분무하는 방법이 있지만 분무제는 지속적으로 사용하게 되면 비점막의 손상을 초래하여 또 하나의 질환을 유발하므로 사용기간은 수일 내로 국한해야 한다. 국소 스테로이드제제는 항염증작용이 탁월하여 알레르기 비염을 포함한 만성적인 비염의 치료에 광범위하게 이용된다. 전신적인 흡수가 적어 문제될 만한 부작용이 드물기 때문에 비교적 안심하고 장기간 사용할 수 있다.

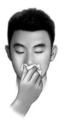
1. 사용 전 코를 풀어서 콧속을 깨끗하게 한다.

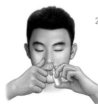
2. 고개를 똑바로 하고 반대편 콧구멍을 막고 그림과 같은 상태에서 코로 숨을 들이마시면서 약물을 분무한다.

3. 약 5초간 숨을 멈추고 나서 입으로 숨을 서서히 쉰다.

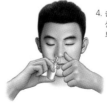
4. 손을 바꾸고 반대편 콧속에 상기와 같이 분무하여 투여한다.

그림 47 코에 넣는 스프레이형 약물을 투여하는 방법

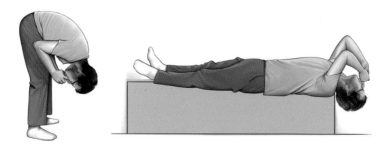

그림 48 코에 넣는 물약(점비액)을 투여하는 올바른 자세
위 그림의 두 가지 방법 중 한 가지를 사용하여 약물을 점적한다.

일정량을 비강 점막에 분무할 수 있도록 만들어졌으며, 성인의 경우 하루 1~2회, 양측 비강에 각각 2번씩 분무하는 것만으로도 90% 이상에서 증상의 개선이 있다.

3) 면역요법(탈감작요법)

약제의 경우는 장기간 분무 또는 복용을 해야 하며 증상만이 억제되는 약제이므로 환자가 원인이 되는 물질에 대하여 반응할 수 있는 체질 즉 아토피는 그냥 남아있게 된다. 따라서 항원을 찾는 검사상에서 원인을 찾아낸 경우는 환자의 체질을 바꾸어주는 체질개선을 시행하기도 한다.

다음은 면역요법을 시작하기 전에 꼭 기억해야 할 사항들이다.

첫째, 면역요법으로 효과를 기대할 수 있는 환자는 알레르기 항원이 명확히 확인된 경우에 국한된다. 알레르기 항원이 무엇인지 정확히 판단이 서지 않는다면 시작조차 할 수 없다. 둘째, 면역요법이 가능한 알레르기 항원은 나무, 풀, 잡초 등의 꽃가루나 집먼지 진드기, 고양이와 개의 비듬과 털, 일부 곰팡이(Alternaria와 Cladosporium)일 때이다. 효과 검증이 끝난 면역요법용 정제 항원이 아직 이 정도밖에 준비되지 않은 까닭이다. 셋째, 3년 가까이 지속적인 치료를 받아야 한다. 면역요법은 1년 넘게 치료를 받아야 효과를 볼 수 있으며, 3년 이상 치료를 지속해야 재발하지 않는다고 한다. 그래서 알레르기학회에서도 비

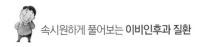

염약이나 비염 스프레이에 효과가 없거나, 약에 따른 부작용이 심한 환자에게 만 면역요법을 권하고 있다.

4) 수술적 치료

원칙적으로 알레르기 비염 때는 수술을 하지 않는다. 그러나 알레르기 비염의 증상 중 코막힘을 해결하기 위하여 수술적 치료를 고려할 수 있다. 흔히 코 살이라고 부르는 하비갑개를 줄여 주는 수술이나 처치가 주를 이루며 여기에는 전기를 이용한 소작술, 레이저수술, 그리고 현재 가장 흔히 사용하는 라디오주 파수술이 있다.

예방 조치

통년성 알레르기성 비염은 일년 내내 알레르기 증상이 있는 병으로 원인이 되는 항원에 노출됨으로써 증상이 유발되므로 원인이 되는 항원을 찾아내는 것이 예방 및 치료에 중요하다. 이제까지는 예방하는 방법이 어렵기 때문에 어쩔 수 없다고 포기하고 있었으나 수년 전부터 여러 가지 방법에 대하여 많은 연구 및 보고가 있었다. 이러한 원인으로는 집먼지 및 그 안에 존재하는 진드기가 가장 많으며 그 외에도 곰팡이, 동물의 털, 음식물 등이 있다. 통년성 알레르기 나 계절성 알레르기가 있는 환자는 찬공기, 먼지 등의 일반적인 자극에 대해서 도 민감하게 반응하는 과민증을 나타내는 경향이 많기 때문에 이에 대해 여러 가지의 조치를 취하는 것이 좋다.

1) 먼지 및 그 안의 진드기의 처치

(1) 먼지의 제거

가능한 한 먼지를 제거하는 것이다. 우선 어떤 곳에 진드기가 많은지를 알아야 한다. 실내온도를 25℃ 이하, 상대습도를 55% 이하로 유지하고, 물걸레 등으

로 집안 청소를 자주하여 먼지를 제거한다. 청소는 HEPA*(고효율 미립자공기
필터)필터가 장착되어 있는 진공청소기를 사용한다.

 진드기가 먹고 사는 것은 사람이나 동물의 피부편이므로 이러한 피부편이 떨
어지기 쉬운 장소 즉 침대, 이불, 베개, 담요, 소파 및 카페트 등이다. 자세히 관
찰해보면 백색의 피부편(살)이 구석구석에 떨어져 있으며 무좀이 있는 사람
의 경우는 발이 놓이는 곳에 많은 양의 피부편이 존재하게 된다. 따라서 이러
한 부위에 있는 먼지를 집중적으로 제거하는 것이 필요하다. 가장 손쉬운 방법
으로서는 진공청소기를 이용한 먼지의 제거이다. 방은 이틀에 한번 정도 물걸
레질을 하는 것이 좋고 이런 면에서 요즈음 국내에서 개발된 물걸레 청소기가
좋은데 청소 시 증상이 유발되면 마스크를 사용하는 것도 좋다. 안에 존재하
는 진드기를 죽이기 위하여 매트리스, 베개, 이불, 옷 등에 사용되는 커버는 약
55~70℃의 물에 세척한 뒤 햇볕에 말린다. 근래에 판매되는 베개에는 천이나
털이 아닌 플라스틱류나, 합성수지로 채워 넣은 제품도 소개되고 있다. 천으로
덮은 가구는 사용하지 않는 것이 좋고 만약에 가구의 안에 넣은 물질에 대하여
알레르기가 있는 경우는 이 내용을 합성섬유 등으로 채워 넣는 것이 좋다. 침
대 매트리스는 특수 비닐이나 천으로 씌운다. 책은 문이 없는 책꽂이에는 보관
하지 않는 편이 좋으며 옷장의 문은 항상 닫아 놓는 것이 좋다. 아이들 침대위
에 천, 인형 등을 두지 않는다. 카펫을 없애고, 천소파는 가죽소파로 교체하거
나 비닐 커버를 씌운다. 커튼은 물세탁이 가능한 것으로 하거나 블라인드로 교
체하며 실내에서 애완동물을 기르지 않는다.

(2) 습도의 조절

 집먼지 진드기는 상대 습도가 높은 여름과 초가을에 증가하게 되며 특히 장
마철의 습도와 온도는 진드기의 발육에 최적의 상태가 된다. 증상은 살아 있는
진드기의 숫자보다는 진드기의 배설물에 의해 나타나며 여름에 그 수가 증가할

---

* High Efficiency Particulate Air, Filter: 미세먼지나 바이러스 등 0.3μm(미크론) 크기 이상의 입자를 95~99.97% 제거하는 고성능
공기정화필터

경우 건조한 겨울에 공기 중에 떠돌아다니는 먼지 내에 증상을 유발시킬 수 있는 물질의 양이 증가하기 때문에 실제 환자의 경우 여름보다 겨울에 증상이 심하다고 생각된다.

진드기가 번식하지 못하는 한계점은 25도, 상대습도는 약 60% 이하이며 습도를 확인하기 위하여 습도계를 사용하는 것도 하나의 방법이 된다. 환자의 경우 일반적으로 에어콘의 찬바람에 의하여 증상이 유발되는 과민증상을 가지고 있는 경우가 많은데 이것은 찬 바람에 의한 것일 수도 있고 또 하나는 방안의 먼지, 즉 증상의 원인이 되는 먼지가 에어콘을 통하여 공기 중에 떠다니기 때문이라고 생각할 수도 있다. 따라서 에어콘을 설치하는 경우는 에어콘에 공기를 정화하는 강력한 휠터가 부착된 기종을 선택하는 것이 중요하며 휠터가 있는 경우 정기적으로 휠터를 청소해 주는 것을 잊어서는 안된다.

(3) 정화기의 설치

이 앞에 쓰여 있는 모든 조치를 다 하였음에도 불구하고 계속 증상이 못견딜 정도이면 환자의 침실과 주로 거주하는 장소에 공기정화기를 장치하는 것을 고려해 보아야 한다. 정화기를 선택할 경우는 어느 정도까지 입자가 제거되는지, 휠터의 유지는 쉬운지 등에 따라 선택해야 할 것으로 생각된다.

(4) 진드기 살충제 사용

진드기를 죽이기 위한 여러 종류의 살충제 등이 소개되어 있다. 옴에 사용되는 벤질 벤조에이트(benzyl benzoate), 모기살충제인 primiphosmethyl, bioalle-thrin 등의 살충제가 있으며 살충제는 아니나 집먼지 진드기의 항원물질을 파괴하는 탄닌산도 있다. 외국에는 벤질 벤조에이트와 탄닌산의 합제까지 시판되고 있는데 이러한 약제를 사용하면 진드기가 죽게 되나 카페트 등에 포함되어 있는 진드기의 성분이 곧 감소되는 것은 아니다. 국내에서는 Acardust라는 약제가 수입되어 판매되고 있다. 이 약의 성분은 모기향에 사용되는 것과 같은 것으로 얼마 전에 유해여부가 방송에 나왔던 제제이다.

(5) 바퀴벌레 항원을 줄이는 법

실내 환기를 잘하고 상대습도를 낮춘다. 음식물 쓰레기는 새지 않는 봉지나 용기에 넣어 처리한다. 남은 음식물은 새지 않는 용기에 뚜껑을 덮어 보관하거나 냉장고에 넣어둔다. 식사 뒤 식기류를 오래도록 씻지 않은채 놓아두지 않고, 파이프 주변 등 바퀴벌레가 집안으로 들어오는 입구를 차단하고, 바퀴벌레 살충제를 사용한다.

2) 곰팡이에 대한 처치

곰팡이는 헛간, 차고, 옷장, 지하실 그리고 다락과 같은 습한 장소에서 잘 번식하며 아파트의 경우는 목욕탕, 부엌 등에 많이 생기므로 집안의 상대습도를 50% 이하로 유지하고 주방이나 욕실에 환기장치를 설치한다. 북쪽을 면하고 있으며 단열이 제대로 안되어 있는 벽의 경우 외부와의 온도차가 많이 나게 되어 이슬이 맺히므로 이 벽면에 옷장이나 책장 등을 바짝 붙여놓으면 곰팡이가 잘 자라게 된다. 세탁한 옷은 완전히 건조하여 옷장에 보관하고, 벽장 안에 제습용품을 설치한다. 따라서 북쪽면을 향한 벽에는 가구를 놓을 때 충분한 공간을 띄어 놓아 환기가 잘 될 수 있게 하여 곰팡이의 발육을 막아야 한다. 목욕탕은 배기팬을 이용하여 배기하는 것이 좋으며 화장실, 욕조, 목욕탕의 바닥은 염소계 표백제 등으로 소독하는 것이 좋다.

3) 동물

동물들이 종종 알레르기의 원인으로 나타나는데 일반적으로 알려져 있듯이 동물의 털이 원인이 되는 것은 아니며 털에 붙어서 떨어져 나오는 비듬이나 피부편이 문제가 된다.

개나 고양이가 주 원인동물이 되며 이러한 동물을 접촉하여 증상이 유발되는 가를 보고 확인할 수 있으며 그 외에도 배개나 이불 등에 들어있는 동물의 털이 원인이 될 수도 있다. 과연 그 동물이 원인이 되는지를 알기 위해서는 동물을 3개월 이상 없었다가 증상의 변화 유무를 확인함으로써 알 수 있는데 만약에 원인으로 밝혀지면 알레르기 치료를 하면서 동물과 같이 있든지 아니면 동물을 치우든지를 결정해야 한다.

4) 환기

알레르기가 있는 환자 중에 특히 가슴이 답답하다고 느끼는 환자는(이러한 증상이 천식인지 아닌지는 확인을 하여야 한다) 집안이 환기가 안되어도 답답함을 느끼게 된다.

환기가 가장 문제가 되는 장소는 부엌이다. 부엌은 열, 습기 그리고 음식물의 냄새가 많이 발생하게 되며 기름을 이용하여 음식을 하는 경우는 공중에 기름까지 뜨게 된다. 보통 집에 설치되어 있는 환기장치는 성능이 떨어지며 창문을 열지 못하는 겨울에는 오염된 공간이 되어 부엌에서 많은 시간을 보내게 되는 주부의 경우 알레르기성 비염이 있으면 증상이 악화될 수 있으며 비특이성 자극증상(코나 목에 무엇이 낀 듯하다, 간지럽다, 따갑다, 거북하다 등의 증상)을 호소하게 된다. 환기장치를 잘 하여 주는 것이 필요하며 음식점의 주방에 설치된 것 같은 환기장치를 해주는 것이 필요하다.

5) 비특이성 자극에 대한 대처

일반적으로 환자들은 공기오염과 찬공기 등 온도의 변화를 몸으로 느낄 때 증상이 악화된다. 공기 오염은 실내 오염과 실외오염으로 나누어지며 실외오염에 대해서는 개인보다는 국가전체의 방향에 의하여 결정이 되나 가능한 오염이 심하지 않은 곳에 사는 것이 유일한 방법이다.

실내오염에는 대표적인 것이 담배연기이므로 환자가 있는 집안에서는 철저한 금연이 요구된다. 그 외의 실내오염으로는 집안을 새단장하였을 때 사용되는 페인트와 도배에 사용되는 접착제 등에서 나오는 유기 용재가 있다. 따라서 새로 집단장을 한 경우는 가능한 환기를 많이 하여 주는 것이 필요하다.

　찬공기를 맞을 때도 증상이 유발되는데 코뿐만이 아니라 신체의 어느 부분이라도 한기를 느끼는 경우에는 증상이 유발될 수 있다. 따라서 샤워를 하거나 머리를 감을때는 온수를 사용하는 것이 좋으며 아침에 일어나서 증상이 유발되는 경우가 많이 있으므로 침구에서 나올 때는 한기를 느끼지 않게 옷을 입는 등 보온하는 것이 필요하다.

6) 기타

　꽃가루 철에는 되도록 외출을 삼가하고, 특히 꽃가루가 가장 많이 날리는 이른 아침이나 늦은 저녁시간에는 외출을 삼가하고, 외출시에는 마스크를 착용한다. 외출 후 실내에 들어갈 때에는 옷을 털거나 겉옷을 갈아 입는다. 빨래나 옷 등을 옥외에 널어 말리지 않는다. 그리고 집과 자동차의 창문을 닫고 에어컨 등으로 환기를 한다.

　종종 직업에 의하여 알레르기성 비염이 생기는 경우도 있다. 밀가루를 다루는 사람중에 밀가루에 의한 알레르기가 있는 경우도 있으며 면실유를 만드는 목화씨, 아주까리 열매, 슬리핑 백의 방열 등에 사용되는 케이폭 등도 항원으로 작용할 수 있다. 또한 근무처 공기 중에 있는 물질에 의하여 증상이 유발되는지 등을 알아보아야 하며 휴가 기간 중에 증상이 없어지는 경우 근무처에 있는 공기중의 물질이 원인이 된다고 추정할 수 있다.

8 소아부비동염(축농증)

어린이 축농증은 사춘기가 지나면 적어진다.

축농증이란?

코는 얼굴 중앙에 돌출해 있는 외비(外鼻)와 내부의 공기가 드나드는 비강(鼻腔)과 비강주위를 둘러싸고 있는 부비동(副鼻洞)으로 구성되어 있다. 부비동은 위치에 따라 상악동, 사골동, 전두동 및 접형동의 4가지로 이루어져 있다(그림 49참조). 부비동 중에서 가장 큰 상악동은 16~17살 쯤에서 성인크기가 된다. 부비동은 정상인에서는 크고 작은 비어 있는 공간으로 되어 있고 얇은 점막으로 덮여 있다. 그 각각의 공간에는 비강으로 통하는 교통로를 통하여 모두 비강 내로 통해 있어 분비물 배설과 환기를 하게 되며, 어떤 원인으로든지 비강으로 통하는 통로인 자연배출구(부비동 개구연합, osteomeatal unit: OMU)가 막히면 내부의 부비동 점막이 비후되고 농 및 분비물이 고이게 되는 질환을 축농증, 즉 부비동염이라 한다(161p. 그림 50참조). 일반적으로 사골동과 상악동의 침범이 잦으며 몇 개의 부비동이 동시에 침범되는 경우가 많다.

축농증은 최근 영양섭취의 개선, 보건의료의 향상 등 일반보건위생에 대한 관심의 증가로 인하여 많이 줄어들고 있는 경향이 있다.

축농증의 주 증상은 코막힘, 황색의 점액성 비루(누런 콧물) 등이고 학생의 경우 주위가 산만한 경우가 있다. 또 콧물이 코 뒤의 목구멍으로 흘러 내려 인후두, 기관지, 위장에 영향을 주어 기침, 가래, 목구멍의 이물감, 식욕부진, 수면장애를 초래한다.

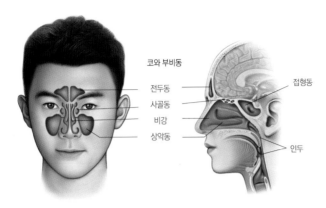

그림 49 코와 부비동의 해부학적 구조
코의 기도(비강) 주위로 다양한 부비동이 있다. 부비동 입구는 비강으로 열려있으며,
부비동 내부에서 생성된 콧물은 비강으로 배출된다.

축농증은 대개 3살부터 6살 정도에서 발병하여 초등학교 저학년 때까지 발병률이 증가하다가 그 후로는 점차 감소하여 10살부터 사춘기에 이르러서는 치유되는 경향이 강하다.

어린이에서의 부비동염은 무엇이 문제인가?

소아 부비동염이 잘 낫지 않는 경우를 자주 보게 되는데 난치화하는 요인으로써 국소적 원인들로는 다음과 같다.

① 발육과정에 있는 미숙성 상태의 코와 부비동은 외부 자극에 대한 반응이 강하다. 또한 성인에 비해 비강의 크기가 작아서 외부 자극에 의해 막히기 쉽고 이 때문에 비강과 부비동과의 교통로 또한 막히기 쉽다.

② 인두편도(아데노이드)나 구개 편도 등의 림프 조직이 성인보다 발달되어 있어서 상기도를 좁게 하며 동시에 이 곳이 자주 감염됨으로써 부비동으로 염증의 파급을 가져오게 한다.

한편, 전신적인 원인들은 다음과 같다.

① 미숙한 면역능력에 의하여 감염이 동반되기 쉽다.

② 여러 가지 항원에 대한 알레르기가 부비동염 치료를 어렵게 한다.

③ 유아나 학동기 어린이에게 많은 천식이나 아토피성 피부염도 부비동의 염증을 중증화하는 원인으로 생각된다.

대부분의 부비동염은 급성비염이나 감기 등에 의해 생긴 점막의 부종이 원인이다. 부비동의 통로인 자연배출구가 부종으로 막히면 배설과 환기작용이 안되어 부비동 점막에 염증이 일어나게 된다. 따라서 감기나 급성비염이 오래 지속되거나 비폐색(코막힘)이 장기간 있게 되면 축농증에 걸릴 위험도 높아지고 또 재발하게 된다. 따라서 아이들이 감기에 걸리면 코막힘이 생기게 되고, 아이들은 어른과 같이 코를 푼다든지 하는 행동이 힘들어 비폐색이 장기간 지속하게 되어 부비동염에 걸릴 위험이 훨씬 높아지게 된다. 또한 편도 및 아데노이드 비후에 의한 코막힘 역시 축농증을 유발시킨다.

진단

아이들의 경우 점액 또는 점액농성의 콧물이 있는 경우, 장기간 감기에 걸린 경우, 편도 및 아데노이드 비후가 있는 경우에는 반드시 전문의의 진료를 받아야 한다. 코 안의 세밀한 검사와 방사선 검사를 통하여 쉽게 진단이 가능하다.

﹡﹢ 치료

치료의 요점은 우선 코막힘을 완화시켜 비강의 통기성을 확보하고 비강의 분비물을 배출시키며 감염이나 알레르기에 대한 치료를 병행하는 것이다.

우선 코 속의 비염을 치료해야 한다. 분비물을 없애도록 하고 스테로이드 코스프레이 등으로 비염으로 생긴 코 점막의 부종을 치료하여 비강과 부비동의 배설과 통기성을 좋게 하는 것을 목표로 한다. 약물 투여와 함께 식염수를 이용한 세척 등을 함께 시행하여 치료효과를 증강시킬 수 있다. 세균감염이 있는 경우 항생제를 투여하여 감염을 제거한다. 생리적 식염수를 이용한 세척은 대부분의 어린이에서(환아의 70~80%) 스스로 할 수 있으며 꾸준히 시행하면 치료효과도 아주 좋다.

예방은 감기가 가장 중요한 원인이므로 치료중이나 치료 후에도 감기에 걸리지 않도록 하는 것이 좋다. 규칙적 생활, 편식을 안 하도록 하고, 충분히 휴식하고 기온이 많이 떨어지는 새벽에 이불을 잘 덮고 자도록 주의한다. 콧물이 생기면 코를 풀어서 염증으로 진행하지 않도록 해야 한다. 그러나 너무 세게 코를 풀면 중이염이 발생할 수 있다는 점도 주의하여야 한다.

편도선이나 아데노이드에 자주 염증이 재발하거나 비중격 만곡증이 있으면 수술적으로 제거 또는 교정하여야 하고 알레르기성 비염이 합병된 경우는 알레르기의 치료를 먼저 해야 한다.

소아에서는 비강세척이나 약물복용으로 치료가 잘되나 사춘기 이후에는 약 4~8주 이상 치료해도 부비동염이 낫지 않으면 수술로 치료한다. 요즈음은 수술할 때 출혈은 아주 적고 통증도 거의 없으며 얼굴이 잘 붓지도 않고 병변을 정확히 제거하는 코 내시경 수술을 주로 시행한다.

9 부비동염(축농증) – 급성 부비동염

급성 축농증

원인

급성 부비동염의 가장 큰 원인은 감기로 인하여 발생하는 급성 비염이다. 코 점막의 급성감염이 부비동점막으로 파급되어 부비동 점막의 부종을 일으켜 부비동의 배설구가 폐쇄되어 유발된다. 소아에서는 급성부비동염은 급성비염과 함께 비부비동염의 형태로 잘 생긴다. 또한 어린아이에서의 편도 및 아데노이드 비후, 치아감염, 알레르기, 비행이나 잠수 등의 기압변동 등에 의해서도 일어난다.

증상

권태감, 두통, 뺨, 눈 주위의 안면부 압박감과 동통, 고열(38℃ 이상) 등의 증상이 생기는데 이런 증상들은 녹색 또는 황색의 농성 분비물이 나오기 전에 심하며 대개 약 2~3일이 지난 후 분비물이 배설되면 차차 호전된다. 코의 증상으로 코막힘과 농성 분비물이 생기고, 코가 목 뒤로 넘어가는 느낌, 상악동에서는 협부통(뺨 부위의 안쪽이 아픈 통증) 혹은 위쪽 어금니의 통증, 전두동에서는 전두부(이마 부위) 두통, 사골동에서는 비근부 통증 등이 있을 수 있다. 초기에는 동통을 주 증상으로 하나 점차 농성 비루가 생기고 농의 악취를 자각하는 일도 있다. 비강내에 파급된 병변에 의해 비폐색이나 후각장애도 생긴다

✤ 진단

환자의 병력과 증상, 임상소견 등이 급성 부비동염 진단에 중요하며 방사선 검사를 시행하여 확인한다. 비경검사 특히 비내시경 검사로 농성비루가 있는 위치를 보고 병에 이환된 부비동을 추정할 수 있으며 부비동 세척이나 컴퓨터 단층촬영을 시행하여 정확한 진단을 할 수 있다.

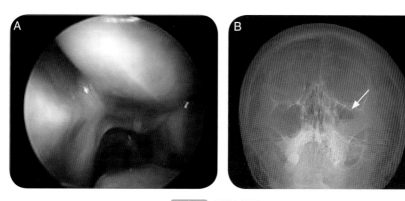

그림 50 급성부비동염

A: 내시경소견(농성 분비물이 보인다), B: Water's view, arrowhead: 좌측 상악동 내부에서 기수위가 관찰된다.

표 2. 감기, 알레르기 비염, 축농증의 차이점

	감기	알레르기 비염	세균성 부비동염
기간	10일~2주 이내	계절성, 지속성	감기 5~7일 이후 악화되면 급성의심
특징적 증상	코막힘, 발열, 오한 두통	재채기, 콧물, 코막힘	누런코, 코막힘, 안면통, 발열
비강소견	다양함(창백하고 부은 코~화농성 콧물)	창백하고 부어있음, 맑은 콧물	물혹, 염증성 점막, 누런 코
치료	대증적 치료(해열제, 항히스타민, 점막수축제)	항히스타민, 비강 스테로이드	항생제, 식염수세척, 비강 스테로이드

치료

　부비동염의 치료원칙은 부비동의 환기, 배설을 유지하는 것이다. 원칙적으로 급성 부비동염의 치료는 항생제를 사용하며 보조적으로 코점막의 부종을 감소시키기 위한 혈관수축제나 분비물을 쉽게 배출시키기 위한 점액 용해제 등의 약물을 투여한다. 급성부비동염이나, 소아의 경우는 항생제 등의 약물 치료가 우선이며, 반응이 있는 경우는 콧물의 화농상태가 개선되어 색이 옅어지고 점도가 묽어지며 차츰 양이 줄고 비강 통기상태가 개선되게 된다. 일반적으로 1~2개월의 투약치료로 만족할 만한 결과를 얻을 수 있다. 생리식염수를 이용한 비강세척이 도움이 될 수 있으며 필요에 따라 코 안으로 천자를 하여 부비동내를 세척할 수도 있다. 죽염등으로 코를 세척하는 자가치료법은 잘못하면 코점막을 손상시켜 수술로도 완치가 안되는 범발성 용종증 등의 병을 만들 수 있으므로 전문의의 조언이 필요하다.

　외과적 처치는 급성기에서는 하지 않고 충분한 항생제 투여 후 필요하면 급성기가 지난 후 할 수 있다.

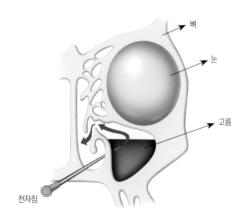

뼈

눈

고름

천자침

그림 51　상악동 천자 후 세척을 시행하는 모습

❧ 예후

급성 부비동염은 대개 적절한 치료를 하면 1주 내지 1개월 이내에 소실되나 일부는 '만성' 부비동염으로 이행되기도 한다. 전문의와 상담이 절대적으로 필요하며 수영이나 다이빙 중에 오염된 물이 부비동으로 들어가 염증을 일으키는 경우가 많으므로 주의를 하여야 하며 특히 소아의 경우에는 급성 축농증이 있을 때에는 수영을 삼가는 것이 좋다. 또한 기온, 습도의 변화, 대기오염, 비위생적인 생활환경 등이 부비동염의 원인이므로 개인생활지도 또한 중요하다.

10 부비동염(축농증) – 만성 부비동염

만성 축농증

원인

급성 부비동염이 발생한 후 2개월 이상 증상이 지속되면 만성으로 생각한다. 급성 부비동염이 적절히 치유되지 않거나, 급성 염증의 반복이 원인이 된다. 부비동염의 원인은 자연개구부의 폐쇄로 인한 환기 및 배설기능의 장애로 생각되며 일반적으로 상기도 감염 후 이차적 부비동의 세균감염, 치아손상을 통한 세균감염, 비염, 알레르기성 비염, 심한 안면부 손상 후 후유증을 생각 할 수 있으며 소아에서는 반복되는 상기도염 및 아데노이드비대증을 생각할 수 있다.

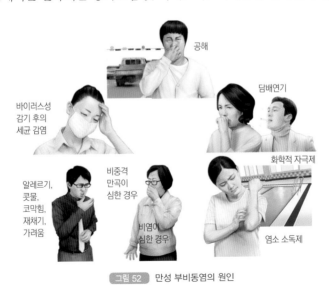

그림 52　만성 부비동염의 원인

이와 같이 만성부비동염의 발병에는 염증을 쉽게 유발시킬 수 있는 상황 또는 코막힘을 유발시키는 비중격만곡증, 비갑개비후 등 비강이나 부비동의 해부학적 구조, 혈관운동신경의 장애, 아데노이드의 비대, 알러지, 바이러스 또는 세균의 감염, 공해(아황산가스 등), 담배연기, 화학적 자극제(예: 수영장의 염소 소독제) 등 부비동에서 비강으로의 자연 통로를 좁히거나 막는 여러 가지 요인들이 관계되고 있다.

일반적으로 말하는 축농증은 부비동 내에 농이 차있는 것을 말한다. 만성부비동염의 경우 상악동, 사골동, 전두동, 접형동의 부비동이 각각 단독으로 이환되기도 하나 대개는 몇 개의 동이 동시에 이환되는 경우가 많고 양측성으로 생기기 쉽다. 상악동염과 사골동염이 가장 흔하다.

증상

대개는 여러 부비동이 동시에 침범되므로 증상이 다양하고 모호하다. 주 증상은 코막힘, 농성 콧물, 코가 목 뒤로 넘어가는 후비루, 후각장애 등이며 두통이나 두중감을 잘 호소하며 주의가 산만하기 쉽고, 쉽게 피로를 느낀다. 콧물은 누런 황색의 분비물이 많고 코막힘은 항상 막혀 있을 수도 있으나 일시적이거나 양측이 교대로 막히기도 한다. 코가 막혀 입으로 호흡을 하며 코가 막힌 목소리를 동반하는 경우가 많다. 후각장애는 전혀 냄새를 못 맡는 경우와 후각이 감퇴된 경우가 있다. 일정하지는 않으나 머리 전체가 무거운 두통을 호소하는 경우가 많고 학생들에게서 자주 코를 풀어 주의가 산만해지고 주의집중력이 저하되어 학업성적이 떨어지는 수도 있다.

🦠 진단

1) 비경 검사

이비인후과에서 코 안을 들여다보는 비경검사에서 코 안에 화농성의 콧물이나 오래된 염증에 의한 물혹이 발견될 때가 많으며 목 뒤로 농성 분비물이 흘러 내려가는 것을 볼 수 있다. 소아에서는 코의 입구에 콧물이 고여 있는 것을 볼 수 있는 일이 많으며 비염과 부비동염이 같이 오는 경우가 많다. 기타 소견으로 하비갑개 점막의 비대 소견이나 아데노이드의 상태를 충분히 파악해 두는 것이 중요하다. 심한 코막힘을 호소하는 경우에는 상악동에서 발생한 후비공 비용이 보이는 경우도 있으며 소아 부비동염의 특징중의 하나이다. 후비공 비용은 상악동으로부터 나와서 후비공(코의 뒤쪽 구멍)을 꽉 막는 물혹(비용, 폴립)이며 8~9세에서 많이 발생한다. 코점막의 충혈이나 울혈성 종창을 주로 하는 단순성 비염, 창백한 부종성 종창의 알레르기성 비염에서는 부비동염을 합병하지 않는 경우도 많다.

2) 코 내시경 검사

금속으로 된 내시경과 화이버스코프(fiberscope)로 불리는 휘어질 수 있는 내시경이 있다. 중비도나 중비갑개 점막의 부종이나 점액, 농성비루가 있는 것을

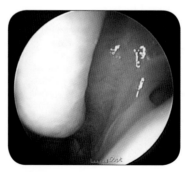

그림 53 만성 축농증 환자의 내시경 소견
농성 분비물이 나오는 것을 볼 수 있다.

눈으로만 보는 것보다 훨씬 상세하게 관찰할 수 있어서 정확한 진단에 도움이 된다.

3) 방사선 검사

코 안의 진찰에 의한 소견과 방사선 검사를 통한 소견을 종합하여 환자의 상태 및 진단을 내리게 된다. 일반적인 단순 방사선 검사의 경우에는 정확한 환자의 상태를 알아볼 수 없는 경우도 있다. 컴퓨터 단층촬영을 이용하면 상세한 관찰이 가능하여 정확하게 병소 부위를 진단하게 된다.

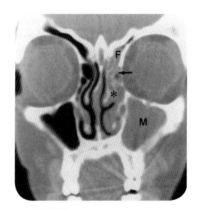

그림 54   만성 축농증 환자의 CT 소견
좌측 부비동(F: 전두동, *: 사골동, M: 상악동)에 염증소견이 관찰된다.

4) 상악동 시험 천자

이상의 검사로 상악동에 농성 분비물이 있다고 판단되면 주사바늘로 하비도 측벽을 통해서 상악동천자를 하고 흡인해서 내용물의 유무와 성상을 확인하고 균배양검사를 통하여 원인균을 알 수 있다. 대개는 6세 이상이 되어야 가능하다.

치료

급성 부비동염은 부비동내의 병변이 정상으로 회복될 수 있다는 가정 하에 치료를 하지만 만성 부비동염에서는 진행된 상태이므로 수술 같은 보다 적극적인 치료가 필요하다. 대개는 환자의 상태에 따라 다르지만 약 3~6주간의 항생제 투여와 코 세척 등 약물치료에도 낫지 않는 경우에는 내시경수술로 치료한다. 수술은 염증이 있는 부비동을 개방하여 환기와 배설이 되게 하고 원인이 될 수 있는 코안의 구조적 이상을 교정하는 것이다. 과거에는 입술을 들고 입안으로 절개를 가해 부비동으로 접근하는 방법을 주로 사용하였으나 최근에 들어 내시경수술이 발달되면서 일부 특수한 경우를 제외한 대부분의 부비동염은 내시경을 이용하여 수술한다.

사춘기 이전 연령의 소아에게 있어서 코 안의 수술은 얼굴뼈의 성장에 지장을 줄 수 있으므로 과거에는 금기시 되어 왔으나 최근에는 내시경, 레이저 등이 도입되면서 투약 치료에 반응이 없는 9~10세 이상의 아동에게도 선택적으로 시술이 가능해졌다.

11 부비동 내시경 수술

축농증수술도 내시경으로 한다.

✤ 부비동 내시경 수술이란?

부비동이란 비강 주위의 공간으로 비강으로 통해 있으면서 분비물 배설과 환기를 하며 이 배출구가 막히면 부비동 내에 농이나 분비물이 고이게 되어 부비동염(축농증)이 생기게 된다. 이러한 부비동염의 수술적 치료로는 크게 두 가지가 있다. 첫 번째는 고식적 수술 방법으로 비후된 부비동내 점막을 완전히 제거하는 수술이다. 다른 한 가지는 부비동 내시경 수술이며 부비동 점막 섬모의 정화작용을 유지시키고 해부학적 변형을 피하는 수술방법이다. 이 수술은 부비동염 발생에 중요한 부위인 부비동의 자연구를 조작하여 배출 및 환기를 호전시키고 병적 점막의 회복을 목적으로 하는 방법이다.

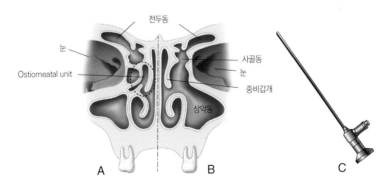

그림 55 부비동 내시경 수술

A. 수술 전 상태. 점선으로 표시한 부분(Ostiomea unit: OMU)이 전두동, 사골동, 상악동의 분비물이 배출되는 통로로써 가장 중요한 부위. B. 수술 후 상태로 배출통로를 확대한 상태. C. 수술에 사용하는 내시경

비내시경을 이용하면 맨눈으로 보기 힘든 코 안의 구조가 확대되어 구석구석 잘 보이며 예전에 실시하던 수술 방법으로는 잘 보이지 않던 중요한 부분을 직접 눈으로 볼 수 있어 보다 정확하고 안전한 수술을 받을 수 있다. 또한 수술 전에 시행한 전산화 단층 촬영으로 부비동의 구조를 상세히 알 수 있어서 수술 시에 제거하여야 할 부분을 파악하고 환자에 따라 부비동의 구조가 달라서 생길 수 있는 치명적인 합병증을 예방하는 데 큰 도움이 된다. 단층 촬영의 결과를 보며 비내시경을 이용하면 정확한 부위에 적절한 마취를 실시할 수 있고 제거해야 할 병변 부위를 알고 수술을 시행하게 되므로 수술시 통증이 덜하고 출혈이 감소되며 입술을 들어올리는 수술의 큰 단점인 윗입술 부위의 감각 이상이 생기지 않는다.

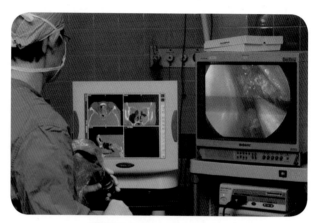

그림 56　부비동 내시경 수술 모습

부비동 내시경 수술의 적응증

부비동 내시경수술의 가장 많은 적응증은 만성 부비동염이며 이 외에도 비용종(물혹), 점액류, 후비공용종, 비내이물, 안면주위농양, 진균성 부비동염, 뇌척수액비루나 코피의 처치에도 이용될 수 있다.

부비동 내시경 수술의 수술 후 처치

대부분의 경우에 전신 마취 상태에서 수술을 실시한다. 물론 국소 마취로도 수술이 가능하고 과거에는 모두 국소마취 하에서 수술하였지만 최근에는 세계적으로 전신 마취를 선호하는 경향이다. 좌ㆍ우 양측을 모두 수술하는 경우 수술 시간이 대략 2시간 정도 걸리므로 전신 마취를 하는 것이 환자분에게 편안하며 불안감이 없고 출혈을 줄일 수 있다.

비강내 출혈을 막기 위하여 코 안에 거즈를 삽입하므로 수술 후 전신 마취하에서 깨어나면 입으로 숨을 쉬어야 한다. 소량의 피가 목 뒤로 넘어가면 삼키는 것보다는 뱉어내는 것이 좋다.

수술 후 치료의 원칙은 수술 부위를 깨끗이 하고 부비동의 배설이 잘 되도록 개방상태를 유지하는 것이다. 보통 수술 1~2일 후 지혈을 위해 코에 넣었던 물질을 제거하며 수술 부위의 혈괴 및 가피(딱지)를 조심스럽게 제거하면서 수술 부위의 치유를 돕기 위해 생리식염수를 통한 비강 세척을 시행하고 비용종(물혹)이나 알레르기가 있는 경우 스테로이드 비분무제를 이용한다. 부비동 내시경 수술은 이와 같은 수술 후의 처치가 매우 중요하다. 수술부위가 청결히 관리되지 않을 경우에는 수술의 결과가 만족스럽지 않을 때가 많다.

수술 후에 수주간은 코안에 딱지가 앉아 호흡이 곤란하고 두통이 생길 수 있으며 딱지가 많이 생길 때는 생리식염수로 비강세척을 한다. 수술 후 약 3주간은 격심한 운동이나 사우나 등은 피해야 하며 증상이 호전됨에 따라 내원하여 치료받는 횟수는 줄어든다. 정기적으로 수술 부위 상태를 점검받는 것이 필요하며 기간은 환자의 상태에 따라 달라지게 된다.

부비동 내시경 수술의 장점 및 단점

부비동 내시경 수술은 내시경을 통해 병변을 정확히 처치하고 병변을 제거할 수 있어 최근 각광을 받고 있다. 이전의 수술 방법에서 초래될 수 있는 해부학적 변형과 광대뼈 부위의 감각이상을 피할 수 있다. 수술시 환자의 통증과 출혈이 훨씬 적고 수술 후에 객관적인 치료의 평가를 할 수 있다. 또한 병변이 재발되거나 잔존되었을 때 쉽게 대처할 수 있다. 기존 방법에 비하여 입원기간이 짧아 수술 후 2~3일이면 퇴원이 가능하며 비중격 만곡증이 없는 경우에는 양측을 동시에 수술할 수도 있다. 그러나 부비동염의 정도가 심하거나 내시경 수술로 병변 제거가 힘든 경우에는 기존의 수술방법이 필요할 수가 있다. 또한 장기간의 외래 통원치료와 내시경적 검사를 하여야 하는 불편도 있다. 모든 수술이 그렇듯이 부비동 내시경 수술이 완전 무결한 수술은 아니므로 이비인후과 의사의 정확한 판단에 결정되어야 하며 수술 후에는 환자 자신도 수술부위의 관리에 최선을 다해야 한다.

수술합병증으로 심각한 것은 안구 또는 시신경에 대한 손상과 뇌척수액이 코 안으로 흐르는 것인데 이는 수술부위인 부비동이 안구 및 뇌와 이웃해 있기 때문이며 부비동염이 심할수록, 재수술을 받는 경우일수록 위험성이 증가한다.

미국의 경우 뇌척수액비루가 부비동 내시경 수술의 1%에서 발생하며 정밀한 단층촬영과 내시경 수술의 발전으로 빈도가 감소되고 있다. 최근에는 재수술인 경우나 비강 폴립이 심한 경우 합병증의 발생을 줄이기 위해 네비게이션 장비를 이용하고 있다.

12 코성형 수술

왜 코성형은 이비인후과에서 해야하나?

코성형술이란?

흔히 코성형을 단순히 코의 모양을 이쁘게 만드는 미용성형이 전부라고 생각할 수 있으나, 외형상의 변형 등을 교정하는 미용적 수술뿐 아니라 코막힘 등의 기능의 문제를 해결하기 위한 기능적 코성형술, 외상이나 종양의 수술로 인해 코가 정상적인 구조를 잃었을 때 시행하는 재건코성형술 등이 포함된다.

이비인후과에서도 코성형을 하나요?

흔히 코성형은 성형외과에서 하는 것으로 인식되어 있다. 불과 10년 전만해도 맞는 말이었다. 그러나 요즘에는 이비인후과에서도 코성형을 많이 하고 있다. 미국의 경우를 살펴보면 코성형수술의 80~90%를 이비인후과 전문의가 하고 있다. 물론 모든 이비인후과 전문의가 다 코성형을 하는 것이 아니다. 대학병원의 경우 이비인후과 수련을 마친 후, 코를 전문적으로 진료하는 의사들 중에서도 코성형에 대해 수련받은 전문의들이 시행하고 있다. 따라서 어떻게 보면 이러한 이비인후과의사들이 코성형에 대해서는 더 전문의라고 볼 수 있다.

이비인후과에서 수술할 경우 장점은?

코가 휘어있는 경우, 코 속에 비중격이 같이 휘어져 있을 수 있으며 이럴 경우 코의 겉모습만 교정하면 수술 후 다시 원상태로 돌아가는 경우가 많다. 이비인후과에서 코성형과 비중격 교정술을 같이 시행하면 완전한 교정이 가능하며 원래대로 돌아갈 확률이 적어진다. 또한 휘어진 비중격으로 인해 코막힘이 있었던 경우, 수술 후 코막힘까지 동시에 해결할 수 있다. 즉 미용적인 교정뿐 아니라 기능적인 교정이 동시에 가능하다. 아무리 겉의 모양이 좋더라고 코가 막혀 제대로 된 기능을 하지 못한다면 절반의 성공만 거둔 것이라고 생각한다.

조금 더 전문적으로 들어간다면, 코를 높일 경우 보형물(이식물)이 필요하다. 이식물로는 자가 조직이 감염, 염증 반응을 일으키지 않아 가장 좋다. 이비인후과에서 수술할 경우 비중격에서 비중격 연골 및 뼈 조각을 얻어 이식물로 활용할 수 있어 감염, 염증에 대한 걱정을 줄일 수 있다.

아름다운 코는?

코는 얼굴의 중앙에 위치하고 있어 인상을 좌우하는 데 큰 역할을 한다. 아름다움의 기준은 주관적이며, 속한 시대와 사회 또는 인종에 따라 달리하며, 개개인의 성별, 나이, 체형, 그리고 얼굴의 특성에 따라 다르기 때문에 이상적인 코의 절대적인 기준은 존재하지 않는다. 그러나 사회 통념적으로 인식되는 아름다움의 기준은 존재하며, 이러한 기준은 절대적인 크기라기 보다는 상대적인 비율인 경우가 많다. 따라서 코의 길이나 높이가 정해져있는 것이 아니라 개인마다 다르며, 전체 얼굴에서 차지하는 비율, 눈과의 상대적 관계, 이마나 윗입술과 이루는 각도에 따라 변하게 된다. 코 자체에서는 코끝과 콧날의 관계와 코끝의 위치를 상대적으로 비교하게 된다.

코성형의 목표는?

매력적인 얼굴은 각 구조 사이에 알맞은 비율과 연관성이 가장 중요하고 특히 눈의 아름다움이 강조되는 얼굴이라고 할 수 있다. 코의 성형은 아래에 기술한 보편적인 미의 기준에서 크게 벗어나지 않는 코의 모양을 만들어 얼굴과 조화되면서 사람들의 시선을 끌지 않는 코를 만드는 것이 그 목표이다. 요즈음 코성형 이비인후과 전문의들은 얼굴의 비율을 고려하여 자연스러운 라인이 생기도록 하며 수술하지 않은 듯한 자연스러운 코를 목표로 수술을 시행하고 있다.

내게 필요한 코수술은?

1) 휜 코: 절골술을 이용한 교정수술

외상으로 또는 선천적으로 코 또는 콧등이 휘어있는 경우 휘어있는 부분에 절골술을 통해 뼈를 자르고 이 뼈를 모아주거나 곧게 다시 배열하여 고정한다. 절골술은 콧등이 넓은 경우에도 사용하는데 절골술을 가한 후 뼈를 모아주면 콧등이 좁아지면서 높아지는 효과를 얻을 수 있다.

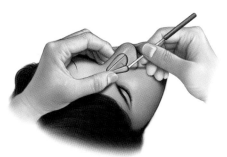

그림 57 절골술을 시행하는 모습

2) 낮고 작은코: 융비술

한국인의 코는 주로 낮고 투박한 코가 많아 융비술을 많이 시행한다. 융비술은 코를 높이기 위해 보형물을 삽입하는 것으로, 보형물의 종류에는 자가 연골,

근막, 자가 골편, 실리콘, 고어텍스, 알로덤 등이 있다. 가장 바람직한 것은 자기 자신의 조직을 이용하는 것이다.

이비인후과에서 수술을 하는 경우 환자 자신의 비중격 연골 및 뼈조각을 얻어 이를 이용하여 코를 높이고, 연골이 부족하거나 코가 너무 낮아서 더욱 많은 보형물이 필요한 경우 실리콘이나 고어텍스 등의 인공 이식물을 사용한다. 보형물 이식 외에도 절골술(코뼈에 인위적으로 골절을 가하여 코뼈를 교정하는 법)을 사용하면 콧등의 넓이가 좁아지고 코가 높아지는 효과를 얻을 수 있다.

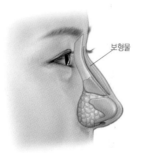

그림 58 　콧등에 보형물을 삽입하여 코를 높인 모습

3) 콧등이 튀어나와 있는 경우(일명 매부리코): 축소술

매부리코는 코끝이 밑으로 떨어져 있고 콧등의 일부가 튀어나온 경우로 남에게 강한 인상을 주게 된다. 이때 부위에 따라 튀어나온 부분을 제거하고 그 위에 이식물을 삽입할 경우 부드러운 곡선을 가진 코로 만들 수 있다.

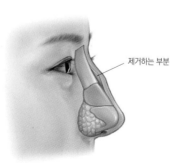

그림 59 　코뼈의 튀어나온 부위를 제거하는 모습

4) 코끝이 너무 넓거나 낮은 경우: 코끝 성형술

코끝이 너무 넓은 경우 코끝의 연골을 봉합하여 코끝을 모아 주면 날렵한 코끝으로 만들 수 있다. 코끝이 낮은 경우 연골을 이용하고 여러 가지 봉합술을 이용하여 코끝을 높여줄 수 있다.

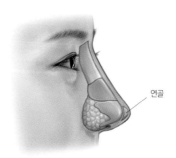

연골

그림 60 코끝에 이식물을 넣은 모습

코성형 수술 후에 상처가 남는가?

코성형 수술은 겉에 절개를 하는 방법과 코 안쪽만 절개를 하는 방법이 있다. 단순히 낮거나 코 끝에 많은 조작을 가하지 않아도 되는 경우에는 코 안쪽만 절개를 하고 수술을 하며 이럴 경우 외부에 남는 상처는 없다. 그러나 코가 많이 휘어있는 경우거나, 이전 수술로 보형물이 들어 있는 경우, 그리고 코 끝이 매우 낮거나 넓어서 정교한 코끝 수술이 필요한 경우 코 끝에 절개를 한다. 코 끝 절개는 수술 후 1주일이면 다 아물게 되며 시간이 흐르면 크게 눈에 띄지 않게 된다.

코성형 수술 후에 주의 사항은?

코성형 수술 후에는 새로 만든 모양으로 코뼈가 자리 잡을 때까지 보호대와 테이프로 코를 고정하며, 보통 수술 후 1주일간 유지한다. 테이프를 제거하거나 보호대를 그 사이 제거할 경우 모양이 뒤틀릴 수 있다. 이때 직사광선을 쪼일 경우 보호대와 테이프가 붙어 있는 수술 부위만 직사광선을 받질 않아 제거후에 나머지 부위 피부 사이에 피부색 차이가 있을 수 있다. 그러므로 수술 후 1~2주간 챙이 큰 모자를 쓰고 다녀야 한다.

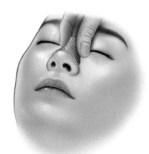

그림 61   코 보호대의 모습

수술 후 3~4주간은 코뼈가 아직 완전히 고정되지 않은 상태이므로 코 부위를 다치지 않도록 조심해야 한다. 딱딱한 음식을 씹거나, 고개를 숙이고 있는 것도 피하는 것이 좋다. 잠 잘 때는 옆으로 또는 엎드려서 자지 말고 가능하면 똑바로 누워서 자는 것이 좋다. 수술 후 1주일이면 세안과 샤워 등 정상 생활이 가능하다.

술을 마실 경우 상처가 잘 낫지 않고 염증이 생길 수 있으므로 수술 후에 적어도 한 달간은 금주하는 것이 좋다. 염증 방지를 위해 병원에서 처방해준 항생제는 꼬박꼬박 복용해야 한다. 코 수술 후 눈 주위에 멍이 들고 얼굴이 부을 수 있다. 얼음 찜질이나 가벼운 산책이 회복에 도움이 된다.

13 비강 종양

코 속에도 암이 생긴다.

비강 종양이란?

비강은 뼈, 연골, 점막 등으로 둘러싸인 코 속에 존재하는 빈 공간으로, 정상적으로는 공기로 차있게 되는 데, 비강종양이란 이 비강내에 발생한 종양을 말한다. 비강은 그 위치상 눈과 뇌, 입천장이나 잇몸과 근접하여 있기 때문에 비강에 생긴 종양은 이러한 곳으로 쉽게 퍼진다. 따라서 비강종양의 치료에는 눈, 뇌, 입천장, 치아 등이 포함되게 되며 심한 경우에는 한쪽 눈을 제거하거나 뇌의 일부를 제거해야 할 경우도 있어 조기진단과 적절한 치료가 요구된다.

종양은 쉽게 말해 우리가 흔히 말하는 '혹' 으로 크게 양성 종양과 악성종양으로 나눌 수 있으며, 양성종양은 주위 조직을 침범하거나 다른 장기로의 전이를 일으키지 않아 그 종양을 제거함으로서 치료가 되는 것이고, 악성종양은 주위 조직을 침범하고 다른 장기(뇌, 폐, 간. 림프선 등)로 전이를 일으키거나 종양제거 후에도 다시 재발하는 경우가 많아 광범위한 종양의 제거와 함께 종양내과, 치료 방사선과 의사와 상의 후 수술 이외에 항암제 치료, 방사선 치료를 병행해야 한다. 또한 악성종양의 경우 위에서 말한 치료를 한다고 해도 양성종양보다 예후가 좋지 않은 경우가 많다.

'양성'비강 종양의 증상, 종류 및 치료

1) 증상

비강 종양의 대부분은 양성종양으로 증상은 코 막힘, 비루(콧물), 두통, 후각 장애 등을 나타내며 비강종양 자체가 상악동의 자연개구부를 막아 만성부비동 염(축농증)을 동반하여 만성부비동염의 주 증상들을 호소하는 경우가 많다.

2) 종류

이러한 증상을 유발하는 양성 비강종양으로 가장 흔한 것은 일명 '물혹' 이라 고도 하는 폴립이며, 그 외 유두종, 혈관종, 골종, 섬유이형성증, 신경교종 등이 있다.

3) 치료

양성 비강종양의 경우 수술로 제거함으로써 치료될 수 있는데 환자의 나이가 너무 어리거나, 종양의 크기가 너무 크거나 위치가 접근하기 너무 힘든 곳을 제 외하고는 국소 마취만으로 간단히 제거할 수 있다. 대부분의 경우 재발이나 심 한 출혈 등의 부작용 없이 잘 치료되지만 드문 경우 재발할 수도 있다.

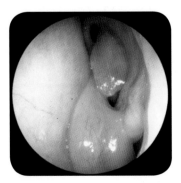

그림 62   양성 비강 종양중 가장 흔한 비강 물혹(폴립)

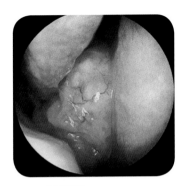

그림 63 비강 양성 종양

조직 검사결과 피부의 사마귀와 비슷한 반전성 유두종으로 판명되었다.

'악성'비강종양의 종류, 증상, 진단 및 치료

1) 종류

편평상피암, 선암, 악성흑색종, 후신경모세포종, 미분화세포암, 반전성 유두종(일부, 10~15%의 경우), 악성혈관종, 연골 육종 등이 있으나 모두 흔하지 않다.

2) 증상

초기에 잘 나타나는 증상은 비폐색, 동통, 화농성 비루의 순이나 점차 진행하면서 동통, 비폐색 및 협부 종창의 순서로 변한다. 중년 이후에서 편측성 비폐색이 있고 출혈이 잘되며 농성 혹은 혈농성 분비물이 있을 때는 악성 종양을 의심하여야 한다.

3) 진단

귀, 코, 입안을 관찰하고 비강내부와 비 인두강에 내시경을 사용하여 병변을 관찰하고 의심되는 병소가 발견되면 조직검사를 시행한다. 컴퓨터 단층촬영(CT)이나 자기공명영상촬영(MRI) 등의 더 자세한 검사가 꼭 필요하다. 암이 많이 진행되었든지, 초기에 전신으로 전이가 잘 일어나는 종류의 암이라면 암이 폐와 간, 뼈 등으로 전신장기에 퍼졌는가를 확인하기 위하여 간초음파검사와 골주사검사(핵의학검사)등을 시행하는 수가 있다.

4) 치료

외과적으로 광범위한 부위를 절제하거나 방사선요법과 항암제 요법을 함께 시행하나, 예후는 좋지 않은 경우가 많다.

작은 양성 종양은 증상이 없으면 반드시 제거할 필요는 없으나 양성종양이라도 크기가 크다던가, 안면종창, 안구증상, 신경학적 증상이 있거나 악성종양이 의심되는 경우는 종양이 국한된 지역에 있을 때는 수술로서 완전 절제가 가능하나 진행된 종양은 광범위한 절제와 함께 방사선 치료와 화학요법(항암 약물 치료)의 복합치료가 필요하다.

14 상악암

상악암은 동양인에게 많다.

상악암의 발생빈도

위암이나 자궁암 등의 빈도가 높은 암에 비하면 발생률은 훨씬 적으나 두경부의 암 중에서는 약 1/4 정도 된다. 그리고 40~60대에 잘 발생한다.

증상

상악동 내에 암이 국한되어 있을 경우는 특이 증상은 없다. 뼈로 구성된 상악동을 파괴하고 나와 주위조직으로 침범하게 되면 코막힘, 안면부 종창, 안면 통증, 비출혈(코피) 등 다양한 증상이 나타난다. 부비동은 안와 및 두개저와 얇은 뼈로 접해 있다. 안증상으로는 안와주위의 부종, 복시, 안구돌출, 시력감소 등으로 나타나며, 특별한 원인이 없이 의치의 불안정이 생기거나 치아가 흔들릴 때는 상악동암의 초기 증상일 수 있다.

진단

이비인후과의 정밀검사를 한 후 비강 혹은 상악동 내에서 조직검사를 하여 확진을 한다. 병변의 범위 및 인접기관으로의 침범 정도는 부비동 방사선 촬영, 컴퓨터 단층촬영, 자기공명영상촬영 등으로 확인한다.

치료

항암제를 사용하는 화학요법, 방사선요법, 수술에 의한 적출술 등이 암치료의 세 가지 기본적인 방법이다. 수술방법으로는 광범위절제술이 주 치료법이다. 진행된 상태의 상악암에서의 수술은 얼굴에 기형을 남기고 식사하기 어렵고 발음하지 못하게 되는 등의 후유증이 많다. 최근에는 수술과 함께 화학요법이나 방사선치료요법을 환자의 증상에 따라서 혼합적으로 사용하고 있다. 이로 인해 수술범위가 작아지고 수술 후에 사회복귀가 좋아지는 장점이 있다. 물론 생존율도 향상되었다.

조기발견과 예방

유감스럽기는 하나 상악동 내에 국한된 암의 조기 진단은 극히 어려운 것이 사실이다. 40세 이후의 일측의 장기적 코막힘, 혈액이 혼합된 콧물, 치료해도 호전되지 않는 비염이나 부비동염의 증상이 있는 경우에는 암을 의심해서 정밀진단을 받는 것을 권한다. 동양인이 서양인보다 상악암이 많은 것은 동양에서는 부비동염이 많기 때문으로 생각된다. 따라서 만성 부비동염(축농증)이 있어 수술을 권유받게 되면 수술을 받는 것이 좋겠다. 또 뺨이 붓던가 치통이 있던가 윗 잇몸이 부었다던가 하면 충치나 치주농으로 오진하여 발견이 늦어진 사례도 있다. 따라서 위의 증상들이 있는 경우에는 이비인후과 전문의와 상담하는 것이 필요하다.

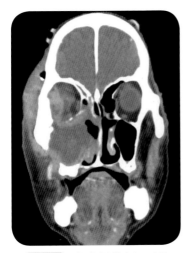

그림 64　우측 상악암 환자의 CT 소견

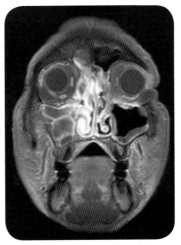

그림 65　우측 상악암 환자의 MRI 소견

속시원하게 풀어보는 **이비인후과 질환**

목의 질환

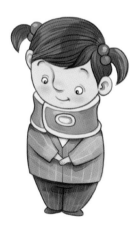

1 미각

냄새를 맡지 못하면 맛(미각)도 저하된다.

미각이란?

미각이란 혀, 구강, 인두 등에서 화학수용체의 작용에 의해 맛을 느끼는 것이다. 혀에는 미각유두가 있으며 여기에 미뢰가 위치하여 미각을 느끼게 된다. 미각의 기본이 되는 맛은 단맛, 쓴맛, 짠맛, 신맛의 4가지이며 모든 맛감각은 이 네 가지 맛의 다양한 조합에 의해 이루어진다. 매운 맛은 실제로는 미각에 속하지 않으며 이것은 자극에 의한 일종의 통증이라 할 수 있다. 대개 단맛은 혀의 앞쪽, 쓴맛은 혀의 뒷부분, 신맛은 혀의 옆부분, 짠맛은 혀끝과 옆부분에서 느낀다고 한다. 이 중 쓴맛만을 설인신경을 통해서, 나머지 맛은 그 밖의 유두가 감지하여 설신경을 통해서 대뇌에 전달된다.

음식물의 맛은 미각만에 의한 것이 아니고 음식물의 온도, 딱딱한 정도에 의해서도 좌우된다. 또한 그 속에 포함되어 있는 냄새 성분이 음식물이 세분됨에 따라 발산되어 코의 후각영역을 흥분시켜 미각을 돕는 소위 미각성 후각도 중요한 인자가 된다. 미각은 개인의 감수성에 따라서 많은 차이가 있으며 계속적인 미각자극은 미각을 느끼지 못하게 한다.

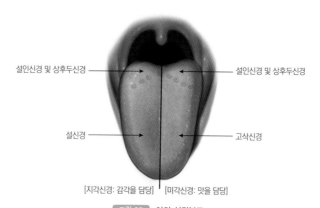

설인신경 및 상후두신경 → ← 설인신경 및 상후두신경

설신경 → ← 고삭신경

[지각신경: 감각을 담당]　[미각신경: 맛을 담당]

그림 66　혀의 신경분포

좌측은 일반 감각을 감수하는 신경이 담당하는 부위를 나타내며
우측은 맛(미각)을 감수하는 신경이 담당하는 부위를 나타낸다.

미각장애

　미각은 위에 설명한 신경들에 의해 각각 지배를 받기 때문에 이들 신경의 말초나 중추에 이상이 있을 때에는 미각에 장애가 생긴다. 미각 장애에는 미각과민, 미각감퇴, 미각결여가 있다.

　일본대학의 후미다교수에 의하면 맛을 알 수 없다, 맛이 없다 라고 호소하는 환자의 80% 이상은 아무 것도 먹지 않았는데 입이 쓰다, 떫다 등의 이상미각(자발성 이상미각)을 호소한다고 한다. 기본 미각 중 한 가지만 알지 못하는 해리성 미각장애가 약 10%를 차지하며, 단맛을 신맛으로 느끼는 이미증(착미증)이 약 5%를 차지한다. 미각장애의 원인별로 분류하여 보면 원인을 알 수 없는 것이 40%로 가장 많고, 환자가 다른 목적으로 사용하고 있는 약의 부작용이 약 30% 정도이며, 감기, 만성간염, 당뇨병 등의 전신질환으로 인한 것이 약 10% 전후라고 보고하고 있다. 50종류 이상의 약이 부작용으로 미각이상을 초래하는 것으로 알려져 있다. 기타 바이러스감염, 두부외상에 의한 안면신경마비, 뇌매독, 과산화수소에 의한 미각신경마비, 심인성 및 삼차신경통에 의한 것 등도 원인이 된다.

⁘ 검사

공복에 침을 뱉도록 한 다음 포도당(단맛), 주석산(신맛), 식염수(짠맛), 염산 키니네액(쓴맛)을 5단계의 농도별로 면봉에 묻히거나 직경 5mm의 원형여과지 디스크에 적신 것을 혀에 바른 다음 미각이 나타나는 시간을 검사한다. 쓴맛은 설인신경을, 그 밖의 맛은 설신경을 통해서 중추에 전달되므로 장애를 받고 있는 신경을 판정할 수 있다. 미각을 담당하는 신경섬유는 안면신경에서부터 혀에 분포되므로 안면신경마비 때 마비된 신경 부위의 진단에도 도움이 된다.

최근에는 8개의 신경지배 영역에 전기자극을 주면 일어나는 쇠맛 같은 감각을 이용하여 장애의 부위나 정도를 측정하는 전기미각검사를 시행하여 미각장애를 검사할 수 있다.

⁘ 치료

원인이 밝혀지지 않는 특발성 미각장애와 약물성 미각장애에 대해서는 유산아연제제를 3개월 정도 복용하면 80% 정도의 환자에서 효과가 있다고 보고하고 있다. 아연은 신진대사가 격렬한 세포에 중요한 금속이며 아연이 결핍되면 미각세포에서는 단백대사가 저해되어 미각장애를 일으킨다고 설명하고 있다. 이러한 미각장애를 갖는 환자의 혈액중의 아연을 측정해보면 정상보다 매우 낮은 사람이 많다. 그러나 발병하여 일년 이상이 지나면 회복되는 경우가 적다. 혈청아연의 측정이 어렵고 약으로는 아연의 정제가 시판되지 않고 있어서 아직까지는 본 치료법이 널리 보급되지 않고 있는 상황이다.

기타 미각과 관련있는 사항들

1) 연령증가에 의한 미각의 영향

미각장애를 호소하는 사람은 여성에선 40~50대에, 남성에서는 50~60대에 제일 많다고 보고되고 있다. 생체현미경에 의한 혀검사(유두 및 미뢰의 검사), 전기미각검사, 여과지 디스크법의 세 가지 검사에서도 젊은이와 고령자의 소견사이에 차이를 나타낸다.

2) 일반 가정의 식단으로는 아연 섭취량은 충분하지 못하다.

아연을 많이 포함한 식물은 쌀, 보리의 맥아, 귤 등이 대표적이며 이외에 무잎, 파슬리, 간, 소고기 등이다. 반대로 콩 종류는 아연의 흡수를 방해하며 식품첨가물 중에도 아연의 흡수를 방해하는 것이 있다. 위스키, 소주 등 강한 술을마실 때에는 희석하고, 금연하는 등도 도움이 된다.

3) 코가 냄새를 맞지 못하면 미각도 저하된다.

감기 후에 맛을 잘 감지하지 못하는 경우가 있다. 그때 미각검사를 하여 보면완전히 정상이며 후각검사로 후각부전이 증명되는 수가 많다. 즉 코가 냄새를못 맡아서 미각도 감소하는 것이다.

2 인두통

목 속이 아프다.

인두통이란?

인두(구강과 식도사이의 음식물과 호흡의 통로)나 후두(인두와 기관지 사이의 호흡의 통로)의 질환이 있을 때 가장 흔하게 호소하는 증상으로 그 원인은 무척 다양하다.

인두통의 원인

인두통의 흔한 원인으로는 바이러스 감염, 세균 감염, 알레르기, 건조한 실내 환경, 담배연기, 산업공해 등이 있고, 드물지만 인후두 부위에 양성 혹은 악성 종양이 있거나, 수면도중에 위산이 식도를 통한 역류가 있을 때에도 발생할 수 있다.

1) 꼭 의사를 찾아 진찰을 받아야 하는 경우

▶ 증상이 심하고, 10일 이상 계속되는 인두통
▶ 인두통으로 인해 숨쉬기가 힘들거나, 음식물을 삼키기 어려울 때
▶ 입을 벌리기 어렵거나 입이 벌어지지 않는 경우
▶ 관절통이 동반되는 경우

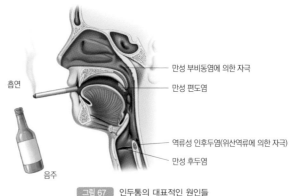

만성 부비동염에 의한 자극

흡연

만성 편도염

역류성 인후두염(위산역류에 의한 자극)

만성 후두염

음주

그림 67　인두통의 대표적인 원인들

▶ 귀가 아픈 경우(귀와 인두는 설인신경에 의해 공통으로 지배받으므로 방사성 이통이 있을 수 있다)

▶ 얼굴이나 몸의 다른 부위에 반점이 나타나는 경우

▶ 체온이 섭씨 38도 이상 오르는 경우

▶ 자꾸 재발되는 인두통

▶ 목에 전에 없던 혹이 만져지는 경우

▶ 쉰 목소리가 2주 이상 지속될 때

치료

1) 약물요법

원인이 세균에 의한 경우이면 항생제의 사용은 필수적이며, 바이러스에 의한 경우에도 인체의 면역기능이 떨어져 세균감염이 함께 동반될 수 있으므로 항생제를 사용하게 되는데 항생제의 종류와 복용량은 항상 주치의와 상의하여 결정하여야 하며, 사용기간도 주치의와 상의하여 충분한 기간(목감기에 의한 경우 10일 이상) 동안 사용해야 재발과 항생제에 내성이 있는 균의 생성을 막을 수 있다. 또한 염증반응을 완화시키기 위해 소염제도 함께 사용한다.

2) 자가치료

기본적으로 수분 섭취를 많이 하고, 실내 난방시 가습기를 사용하고, 소금물 (물 1/2 컵에 소금 1/4 티스푼을 타서 이용) 혹은 생리적 식염수로 입을 자주 헹구어 내는 것이 인두통의 증상 완화에 도움이 된다.

3) 가족의 치료

인두통의 원인이 바이러스나 세균감염에 의한 경우는 전염력이 매우 강하므로 환자의 가족들은 환자와 가깝게 접촉하거나 식기, 세면도구 등을 함께 쓰는 것은 피하는 것이 좋다.

3 | 연하곤란(삼킴장애)

침과 음식을 삼키기 어렵다.

연하곤란이란?

정상적으로 모든 사람은 하루에 수백 번씩 음식물, 침 등을 삼킨다. 연하곤란이란 입에서부터 위로 음식물이 통과하는 데 장애를 받는 느낌을 말하는 것으로 모든 연령층에서 나타날 수 있으나 특히 고령층에서 흔하다.

연하는 어떻게 일어나는가?

연하의 과정은 4가지 단계가 있다. 제1단계는 '준비과정' 이다. 음식물이 입 속에서 목안으로 삼켜지기 위한 준비과정으로 씹혀져서 분쇄가 일어나는 과정이다. 제2단계는 '구강과정' 으로 혀가 음식물을 입 안쪽으로 밀어 넣어 연하가 시작된다. 제3단계로 '인두과정' 은 인두(구강과 식도사이의 관)를 통해 음식물이 빠른 속도로 이동하며 식도로 연결된다. 마지막 단계인 '식도과정' 은 음식물이 식도를 통해 위로 이동한다. 첫 번째와 두 번째 단계에서는 어느 정도 의식적으로 조절이 가능하며, 세 번째와 네 번째 단계는 무의식적으로 이루어진다.

원인

연하과정의 어려움 및 중단은 연하곤란을 일으키게 되며, 이것의 원인은 치아의 이상이나 감기와 같은 단순한 원인에서부터 경련, 진행성 신경장애, 성대마비, 구강내 암, 수술 등 다양한 원인들이 있다. 가장 흔한 원인은 '위-식도 역류'인데 이것은 위산이 식도로 역류하여 생긴다.

유소아에서는 구개열(선천적으로 입천정이 갈라져 있는 질환), 거설(혀가 지나치게 큰 경우), 후비공폐쇄로 호흡이 어려운 경우, Pierre-Robin 증후군(구개열, 턱이 작은 소악증, 거설 등을 동반하는 질환), 선천성 근육위축증 등의 신경근질환, 선천성 식도폐쇄나 식도협착증에서 연하곤란이 있다

증상

침을 흘리는 증상(특히 유아에서 특징적), 식사 중에 음식물이 목에 달라붙는 느낌, 가슴의 불쾌감(특히 위-식도 역류 때 흔하다), 목 부위에 이물질이 걸려있는 것 같은 느낌 등의 증상을 보인다. 연하에 따른 장애로 체중감소와 영양부족이 오게 되며, 기침이나 기도로의 음식물의 흡인 등이 유발될 수 있다. 만약 단시일 내에 증상이 좋아지지 않으면 꼭 의사를 찾아가 보는 것이 중요하다.

진단

연하곤란이 지속적이고 이유가 명확하지 않을 때에는 이비인후과를 방문하는 것이 좋다. 환자의 증상을 자세히 검토한 후 구강의 검사 및 후두내시경을 통한 혀, 목, 후두의 검사를 시행한다. 필요하다면 위장관 전문의에 의한 식도나 위, 소장의 검사도 필요하며 뇌에서부터 목 부위의 방사선학적 검사도 필요한 경우가 있다.

❖ 치료

약물치료, 연하조작 치료, 수술 등의 세 가지가 있다. 대부분은 약물로 치료되는 데 근이완제, 제산제 등이 주로 쓰인다. 원인에 대한 치료가 중요하며 잘못된 생활습관을 교정하는 것이 중요하다. 연하장애를 개선시키기 위한 몇 가지 지침을 열거하면 다음과 같다.

식사를 거르지 말 것, 예를 들어 아침 식사를 안하면 점심 식사의 양이 많아져 이에 따른 증상의 악화가 올 수 있다. 이외에 소량씩 먹는 것, 술과 커피를 삼가는 것, 체중과 스트레스를 줄이는 것, 취침시 머리를 높이고 자는 것 등이 해당된다.

연하의 단계를 조절하는 것으로 음식물을 입 속에 잠시 물고 있거나 머리의 위치를 삼키기 쉽게 하는 것도 도움이 된다. 위장관에 좁아진 부위가 있을 때에는 수술적 치료를 시행한다.

4 기침, 재채기

기침과 재채기도 일종의 방어기능이다.

기침, 재채기란?

기침이란 짧은 시간 내에 생기는 특수한 형태의 강제성 호기(呼氣;숨을 내쉬는 것)이다. 재채기와 마찬가지로 기도내의 이물을 제거하기 위한 방어반사로서 정상 상태에서도 생기며 후두나 기관에 이상자극이 가해지거나 기도분비물이 많아지면 횟수와 강도가 증가된다. 점막의 염증, 분비물, 이물질 등이 귀, 코, 인두, 후두에 분포하는 신경을 자극하면 구강내, 목, 횡격막의 신경에 전달되어 이들 신경이 지배하는 근육을 자극하기 때문에 기침이 생긴다.

재채기란 코 속의 이물을 밖으로 내보내기 위한 반사기구로써 기도내의 이물제거를 위한 기침과 같은 의미를 가지며, 정상 상태에서도 생기나 발작적이고 연속적으로 일어나면 병적이라고 할 수 있다.

종류

소리의 종류에 따라 다양하다. 개 짖는 소리같은 기침은 후두 디프테리아나 성대 아랫부분의 부종이 있을 때 나타난다. 애성(쉰 목소리)이나 실성(목소리가 안나는 것)과 같은 기침은 후두암, 급성 후두염, 만성 후두염 때 나타날 수 있다. 피리소리 같은 기침은 후두 협착 때에 들을 수 있다.

가래(객담)는 후두염의 초기에는 가래가 적고, 가려운 느낌이나 건조감이 생기나 점차 가래의 양이 많아지게 된다. 가피성 가래는 건조성 후두염에서, 점액성 가래는 카타르성 후두염에서, 농성 가래는 후두암과 후두결핵에서, 악취성 가래는 건조성 후두염이나 후두암일 경우에 생기는 경우가 많다.

재채기는 코점막의 과민성을 나타내는 중요한 증상으로 비점막의 분비과다를 동반하는 급성 비염, 알레르기성 비염, 혈관운동성 비염 등에서 볼 수 있다. 급성 비염의 경우 재채기는 2~3일 동안 계속되나 만일 일주일 이상 계속되면 알레르기성 비염이나 혈관운동성 비염을 생각해야 한다. 재채기는 이외에도 이물질, 한기, 악취 등 기계적, 온열적, 화학적 자극에 의해서도 생길 수 있다.

치료

기침을 가라앉히는 진해제, 객담의 양을 감소시키는 거담제를 사용하며 감염이 있을 때에는 항생제도 사용할 수 있다. 분비물의 양이 많을 때에는 항히스타민제를 사용하고 그 외에도 증상에 대한 대증적인 치료를 한다. 그러나 가래가 많은 경우에는 기침을 억제하는 약물을 사용하여 하기도 질환이 악화될 수 있으므로 환자의 상태에 따라 조심스럽게 사용하여야 한다. 약물치료에 효과가 없는 경우에는 다른 원인을 생각해 보아야 하며 기침이나 재채기가 계속되면 이비인후과를 방문하여 원인을 찾는 것이 중요하다.

5 코골이와 수면무호흡증

코를 골다가 숨을 쉬지 않는다.

코골이와 수면무호흡증이란 무엇인가?

사람은 누구나 크고 작게 코를 골기 마련이다. 가끔 코를 고는 경우가 20%, 매일 밤 코를 고는 경우가 7~10%, 코를 골면서 수면 및 호흡장애가 발생하는 경우는 1~2%정도로 보고 되고 있다. 30대 남성의 약 30%가, 60대 남성은 70%가 코를 골며 남자가 여자보다 빈도가 높은 것으로 보고되어 있다.

그러나 남에게 큰 불편을 야기하거나 여러 가지 합병증을 유발하는 비정상적 코골이는 예방이나 치료의 대상이 된다. 문밖에서 코고는 소리가 들리거나, 1m 정도 떨어진 곳에서 속삭이는 소리보다 더 큰 소음의 코골이라면 문제가 된다.

'수면무호흡'이란 수면 중에 입과 코 양쪽에서의 호흡기류가 10초 이상 정지할 경우를 말하며 정상인에서도 있을 수 있으나, 7시간 동안 30회 이상 또는 평균 1시간에 5회 이상 생길 경우는 비정상이며 '수면무호흡증'이라 한다. 무호흡은 폐쇄성, 중추성 및 혼합성으로 분류되는데 약 90% 이상의 수면무호흡이 이비인후과 영역과 관계되는 폐쇄성이다. 저호흡은 호흡기류가 완전히 정지하지는 않고 10초 이상 일호흡량(tidal volume)의 30~50% 이하로 감소하고 산소포화도가 3~4% 이상 저하될 경우로 정의하여 최근에는 시간당 무호흡과 저호흡을 합한 호흡장애지수(respiratory disturbance index: RDI)를 진단기준으로 사용하는 추세이다.

표 3. 수면무호흡증 등의 호흡장애지수, 혈중산소포화도에 따른 분류

1951 ASA 기준	호흡장애지수	최저동맥산소포화도 (%)
경도	5~20	≥ 85
중등도	21~40	65~84
고도	> 40	< 65

최저동맥산소포화도: $minSaO_2$ (minimum arterial oxygen saturation)

코골이의 원인

코골이란 잠자는 동안 숨을 쉴 때 인두부위가 좁아져서 이곳을 지나는 공기의 흐름에 의하여 목젖부위(연구개 및 후구개궁) 또는 혀의 뒷부분이 진동하여 발생한다.

인두부위가 좁아지는 원인으로는,

① 혀, 인두부위의 근육이나 점막의 탄력이 떨어져서 늘어지는 경우

② 어린이에서는 구개편도나 아데노이드가 큰 경우

③ 목젖이 지나치게 늘어진 경우

④ 여러 가지 원인으로 코가 막힌 경우 등이 있다.

전신 질환에는 뇌출혈과 같은 뇌의 장애로 혼수상태가 온 경우에도 크게 코를 골 수 있다. 기타 뚱뚱한 사람이나 고혈압으로 약을 먹는 사람에게도 볼 수 있다.

코골이의 문제점은 어떤 것들이 있나?

비만을 동반하는 코골이 환자의 약 50%에서 고혈압이 발생하고 그 이외에 혈액 내 저산소증을 일으키며 심지어는 심부정맥, 심부전 등의 심장질환 및 돌연사망을 일으킬 수 있으므로 조기 진단 및 치료가 반드시 필요하다.

사회적으로는 코고는 소음으로 인해 주위 사람들로부터 따돌림을 당하기 쉬우며 만성적인 수면부족으로 인하여 주간의 사회활동 중 졸음을 이기지 못하여 근무능률이 떨어지고, 학생들은 학업성적이 떨어지게 된다. 가정적으로는 소음으로 인하여 이혼하는 경우도 있으며 약 48%의 환자에서는 발기불능이나 성욕 감퇴를 일으키고 약 30%의 환자에서 야뇨증과 아침 기상 시 머리가 무겁거나 두통을 경험하게 된다. 어린이의 경우는 코를 크게 자주 골거나, 숨을 멈추고 가슴이 함몰되는 소견을 보이면 수면 무호흡증을 의심하여야 하고 주위가 산만하고 집중력 저하, 학습장애, 성장지연이 있는 경우에도 수면 무호흡증을 고려하여야 한다.

외국의 한 보고서에 의하면 병원에 코골이로 진료하러 오는 이유의 1위는 결혼의 파탄이 두려워서(24%), 2위는 가정생활에 문제를 일으키기 때문(20%), 3위는 단체 여행이 걱정(17%)되기 때문이었다.

⚛ 코골이의 진단

환자나 보호자의 증상을 자세히 청취하고 이비인후과의 일반진찰, 화이버내시경검사, X선 검사 및 '수면중 다원검사'로 진단을 한다. 특히 어린이 코골이 환자에서는 부모를 통한 증상의 조사가 중요하다. 단순한 코골이와 수면무호흡증을 구별하는 데는 수면다원검사가 필수적이다.

증상을 조사할 때에는 코골이의 정도, 코골이 중간에 수면무호흡 여부, 아침의 불쾌함, 낮 동안의 코막힘이나 입으로 호흡하는지 여부, 낮에 지나치게 졸지는 않는지 등을 물어 보아야 한다. 또 주간 활동 시 졸리는 정도를 알아보기 위하여 주간기면지수(Epworth Sleepiness Scale: ESS)라 하여 정도를 파악하는 설문조사법이 소개되어 있다. 환자는 각각의 경우를 졸리지 않으면 0, 졸 가능성이 약간 있으면 1, 졸 가능성이 꽤 있으면 2, 졸 가능성이 높으면 3의 가중치를 주는 4등급으로 나누어 합이 16 이상인 경우에는 중증의 기면증을 나타낸다. 합계가 10 이상이면 과도한 주간 졸림증이며 수면 장애를 체크하는 것이 좋다.

수술을 염두에 둔 진단에서 물어보아야 할 항목들은 주간 졸림증(daytime sleepiness), 빈번한 코골이, 수면무호흡, 피로감, 수면 중 숨막힘, 잦은 뒤척임, 수면 중 잦은 각성이 있는지, 고혈압, 심장질환, 뇌혈관 질환, 당뇨의 기왕력이 있는지, 체질량 지수(BMI)가 $30kg/m^2$ 이상인지 등이다.

주간 기면증의 8가지 상황

1. 앉아서 책을 볼 때
2. TV 시청 중
3. 회의 중에 하는 일 없이 앉아 있을 때
4. 운전하지 않으면서 자동차를 한 시간 이상타고 갈 때
5. 오후에 상황 만료되어 누울 때
6. 다름 사람과 앉아서 대화를 할 때
7. 점심 식사 후 조용히 앉아 있을 때
8. 자동차 운전 중 수분간 대기 상태가 될 때

수면다원검사(Polysomnogram)는 수면시 무호흡을 진단해서 무호흡의 원인별 형태를 분류하고 그 정도를 판정할 수가 있다. 수면다원검사는 환자가 자는 동안 뇌파, 팔다리의 움직임, 심전도, 호흡형태 등을 관찰 기록하는 것으로 무호흡증의 심한 정도와 최선의 치료법을 결정하는 데 도움이 된다. 상기도 폐쇄에 의한 '폐쇄형 무호흡'에서는 흉벽이나 복벽의 호흡운동이 있는데도 불구하고 구강 및 코의 호흡이 정지해 있게 된다. '중추형 무호흡'에서는 대뇌의 호흡 중추 이상에 의하여 흉벽, 복벽의 호흡운동이 없다. '혼합형 무호흡'에서는 중추형에서 시작해서 폐쇄형으로 이행한다.

✤ 코골이의 치료

치료는 크게 비만에 대한 치료, 수술적인 치료, 양압호흡기(positive airway pressure, PAP), 구강내장치(oral appliance) 등으로 나누어 볼 수 있다.

1) 비만 치료

치료는 비만증이 있는 경우는 우선 적절한 체중으로 줄여야 한다. 술, 수면제 및 안정제는 복용하지 않는 것이 좋다. 이런 약은 근육을 이완시켜서 더욱 코 골이를 심하게 한다. 수면 3시간 전에는 음주와 과식을 피하고, 과로를 피하고 규칙적인 수면습관을 갖도록 한다. 코골이가 심하지 않은 경우는 바로 누워서 자지말고 옆으로 눕거나 엎드려서 자면 증상이 좋아지는 경우도 많다. 머리의 위치를 변화시키면 효과적일 수도 있다.

비강의 통기도를 개선시키도록 한다. 취침 전에 코점막에 혈관수축제를 분무 하여 코점막을 수축시켜 코 호흡을 용이하게 한다. 최근 염화나트륨과 글리세 린으로 만든 점막침윤 내지는 윤활작용을 위한 분무제가 개발되어 있다.

수면 중 산소마스크를 착용하거나 약물을 사용하기도 하는데 부작용이 있을 수 있으므로 주의하여 사용하여야 한다.

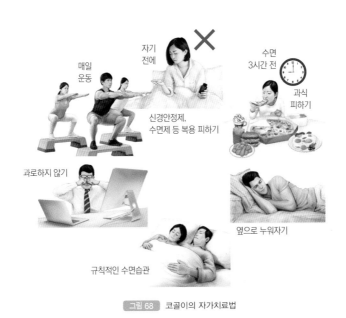

그림 68 코골이의 자가치료법

2) 수술적 치료

수술적 치료는 가장 효과적이며 약 70%에서 만족할 만한 결과를 보이고 있다. 수술 시에는 인두부위가 좁아지는 원인들을 해결하기 위하여 구개성형수술인 구개수 구개 피판술을 시행한다.

보편적인 구개수 구개 피판술의 수술적응증으로는 ① 혈중산소포화도 80 이하 ② 호흡장애지수 20 이상 ③ 심한 주간 졸음증 ④ 사회생활이나 결혼생활에 심각한 지장을 초래함 ⑤ 수면 중 심부정맥증 발생 등 5가지 중 2가지 이상이다.

알레르기성 비염이나 비중격 만곡증, 편도나 아데노이드 등의 동반 질환이 있는 경우 동반 질환의 치료와 교정 수술 등으로 효과를 높일 수 있다.

만성적으로 코를 고는 소아들도 정확한 원인 진단 후 수술 적용이 되는 경우에는 건강과 성장을 증진시키기 위하여 편도와 아데노이드 절제술 등의 수술을 할 수 있다. 대개 편도절제술을 함께 시행하는 경우에는 전신마취 하에 수술을 하며 편도절제술을 하지 않는 구개성형술은 레이저나 라디오 주파수를 이용하여 수술을 한다. 수술은 레이저 광선을 이용하며 전신마취를 할 경우에는 약 2~5일간의 입원이 필요하고 약 3~4주간 외래통원치료가 필요하다. 국소마취로 할 경우 입원을 하지 않고 수술을 시행하며 경우에 따라 3~4회에 걸쳐 수술을 할 수 있다. 수술 후 1~2주까지는 수술 부위에 통증이 있다. 통증의 완화와 감염 예방을 위해 수술 후 약 2주간은 항생제와 진통제를 복용한다. 수술 직후에는 찬 우유나 아이스크림, 찬 미음 등을 먹는 것이 좋으며 자극성 있는 음식이나 청량음료, 쥬스, 술, 담배 등은 피하는 것이 좋다. 흔하지는 않으나 수술 후 출혈이 있을 수 있으니 출혈이 있을 경우 즉시 이비인후과 의사의 처치를 받아야 한다. 수술 직후에는 수술 부위의 부종 등으로 코 고는 소리가 수술전보다 더 클 수 있으나 2~4주에 걸쳐 수술 부위가 치유되면서 코 고는 소리가 줄어들게 된다.

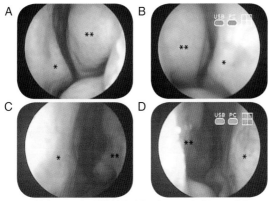

비중격만곡증 및 만성비후성비염, 남자 65세. A, B. 수술 전, C, D. 수술 후
(* 비중격, ** 하비갑개, A, C. 우측 수술 전 후, B, D. 좌측 수술 전 후)

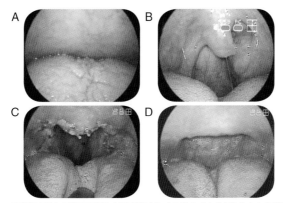

구개인두 성형술, 구개편도 절제술, 남자 65세. A.B. 수술 전, C. 수술 후 2일, D. 수술 후 3주

그림 69　코골이 수술(비강 및 구강인두 부위)

　구개성형술 이외의 외과적 치료로는 부비동염 수술, 하비갑개 절제술, 비용절제술, 아데노이드절제술, 편도전적출술, 특히 설근부가 높고, 구협이 심히 협소하게 된 예에 대해서는 CO_2 레이저나 라디오 주파수를 이용하는 수술이 행해진다.

　소아에서는 코골이 원인의 대부분이 구개편도 및 아데노이드 비후에 의하므로 편도 및 아데노이드절제술로써 치료가 된다.

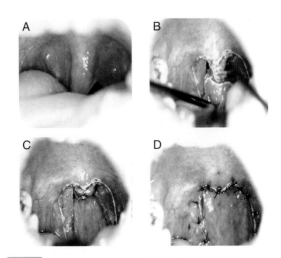

그림 70   레이저 구개수구개성형술(Laser-assisted uvulopalatoplasty; LAUP)
(A. 수술 전, B. 늘어진 구개수와 구개를 레이저를 이용 절제하는 모습, C. 절제 후 모습, D. 봉합 후)

3) 구강내장치

일차적으로 단순코골이 환자나, 호흡장애지수 30 미만의 경증과 중등도 수면호흡 환자들이 주된 대상이다. 치료성공률은 대략 50% 이상으로 보고되고 있다. 이 방법 또한 부작용이 있을 수 있는데, 저작 시 턱관절의 불편감, 구강건조증, 치은, 혀, 치아의 불편감 등이 있을 수 있다. 장기간 사용 시 교합의 문제 등이 나타날 수 있으나 흔하지는 않다. 구강내장치의 순응도는 대략 76~90%로 보고되고 있다.

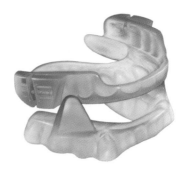

그림 71   구강 내 장치

4) 양압호흡기

양압기치료는 마스크를 통해 상기도에 양압의 공기를 불어 넣어 수면 중 발생하는 상기도의 폐쇄를 막는 방법이다. 일반적으로 중등도 이상의 폐쇄성수면무호흡 환자의 표준 치료방법으로 알려져 있다. 양압호흡기의 주된 문제점은 환자의 순응도이다. 수면 중 마스크를 착용해야 해서 폐쇄공포감, 안건조증, 복부팽만, 비강건조감 등의 부작용이 발생할 수 있다. 순응도는 대략 40~80%로 보고되고 있다.

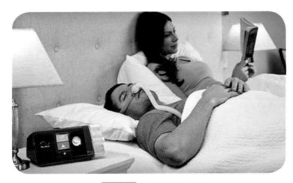

그림 72 양압호흡기의 착용

6 구내염

입안이 헐어서 아프다.

구내염이란?

구강내의 염증을 통틀어 말하는 것으로 다음과 같은 종류가 있다.

▶ 단순성 구내염: 염증만 있는 상태로 보통 다른 구내염의 전구증상으로 나타남
▶ 궤양성 구내염: 궤양이 있는 구내염의 총칭
▶ 괴저성 구내염: 소아에서 홍역, 성홍열, 백일해 등을 앓고 있을 때 동반되는 구내염
▶ 아프타성 구내염: 단순성 구내염이 있다가 볼, 혀, 입천장에 얕은 궤양이 생기는 것
▶ 헤르페스성 구내염: 헤르페스 바이러스에 의한 구내염

구내염의 유발인자로는 영양장애, 빈혈, 위장장애, 고열, 감기, 신체의 피로, 구내불결, 충치, 바이러스 감염 등이 있다. 그밖에 비타민(특히 B_2 및 C) 결핍, 금속 취급 시(수은, 납, 아연, 비소 등), 결핵감염, 매독감염, 곰팡이 감염(아구창) 때에도 나타날 수 있다.

✤ 증상

식사 때 환자는 구강 내 통증, 열이 나는 느낌, 구취(입 냄새), 침의 증가, 미각 감소를 느끼며 육안적으로 구강점막이 붓고 발적되며 궤양이 생긴다. 혀가 백태(하얀 막)로 덮이며 입술 가장자리의 피부가 벗겨지는 경우도 있다.

포진성 구내염은 단순포진바이러스가 스트레스, 발열, 상기도 감염, 위장장애, 생리, 면역억제 등으로 활성화되어 잇몸, 입술의 피부와 점막이행부에 물집이 터지면서 궤양이 형성되고 대부분은 2주 이내에 치유된다.

포진성 구협염은 콕사키 바이러스, 에코바이러스가 원인이고 주로 유·소아에서 많이 발생하고 고열, 인두통, 경부통 등의 감기증상과 두통, 설사, 구토 등 전신증상을 동반하며 구강후반부, 주로 목젖 주변에 좌우대칭으로 10~20개의 작은 물집이 생긴다. 대부분 2주 이내에 치유된다.

아프타성 구내염은 심한 통증이 있고 음식물 씹기와 발음이 힘들어지고 열이 날 수 있다. 흔한 형태로는 전구기에 작열감이 있은 후, 한 개 또는 여러 개의 직경 2~10mm의 원형, 난원형 궤양이 점막 부위(협부, 혀, 구개, 잇몸 등)에 생기며, 이는 대개 10~14일 후 반흔 없이 치유된다. 약 10%의 환자에서는 보다 큰 괴사형 궤양(1~2cm)이 입술, 협부점막, 혀, 연구개, 전구개궁 등에 생기는데 이런 경우에는 치유과정에서 반흔을 생성한다.

구강매독인 경우 처음에는 구강 내에 분화구 모양의 궤양이 생겼다가 빨간 반점이 나타나고 깊은 궤양이 생긴다.

헤르페스 구내염은 1~3세 소아에서 가장 흔히 보이며 작은 궤양과 더불어 발열, 림프절 종창이 생기고 보채며 잘 먹지 않는다.

곰팡이성 구내염은 우유가 붙어 있는 것 같은 백반으로 보이며 열은 없다.

치료

일반적으로 구내염이 생겼을 때에는 원인이 되는 모든 자극을 제거하고 구강을 깨끗이 한다(구강청정제나 식염수로 가글하는 것). 10% 초산은 용액을 이용하여 궤양부위를 소작하면 치유기간을 줄이는 데 도움이 된다. 통증이 심할 때에는 마취액을 구강에 뿌리기도 하고 진통제를 사용하면 도움이 된다. 때로는 자외선을 조사하며 2차 감염방지를 위하여 항생제를 쓰기도 한다.

금속의 중독성 구내염인 경우에는 금속의 사용을 즉시 중지해야 하고, 결핵, 매독, 진균(곰팡이균)의 경우 이에 대한 치료를 해야한다.

아주 심한 경우에는 국소적 또는 전신적으로 부신피질 호르몬을 투여한다. 과로를 피하고 휴식을 취하며 전신의 저항력을 증강시킬 필요가 있다. 눈, 생식기 부위에도 재발성의 궤양이 생기는 베체트증후군(Behchet's syndrome)과 감별이 필요하다.

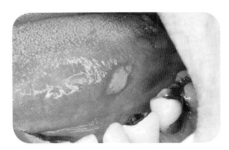

그림 73 아프타성구내염

7 구강소견에서 본 소아질환

아이 입 안에 이상한 것이 생겼어요.

소아의 여러 가지 질환에서 구강에 병변을 나타내며 이러한 병변을 이용하여 초기에 정확한 진단과 치료를 시행할 수 있다. 주로 소아의 바이러스 질환에서 나타나게 되는데 대표적인 질환과 이에 따른 소견을 점검하기로 한다.

홍역(마진)

발열, 해소, 콧물, 눈꼽 등에 이어서 'Koplik 반' 이라고 불리는 발진이 피부발진보다 먼저 생긴다. Koplik 반은 1896년 Koplik에 의해 처음 기술된 것으로 붉은 테두리를 갖고 있는 회백색의 과립상의 점이며 하구치(아래턱 어금니)의 맞은 편 뺨의 점막에서 볼 수 있다. Koplik 반은 2~3일간의 발열과 카타르 증상 후 급속히 출현해서 12~18시간 이내에 소실하며, 이 무렵부터 발진이 출현하기 시작한다.

수두

수두의 진단은 안면, 두피, 사지에 무리지어 수포를 수반하는 홍색의 구진에 의해 쉽게 알 수 있다. 수포는 가피화(딱지가 생기는 것)하고 피부에는 여러 가지 단계의 물집이 혼재한다. 구강 내 점막에도 종종 수포가 생기는데, 여러 곳에서 터져 얇은 궤양을 형성해 동통의 원인이 된다.

포진성 구협염(헬펜지나; Herpangina)

여름에서 초가을에 유행하는 A군 Coxsackie 바이러스에 의하며 고열이 따르는 질환으로 구강 내 소견이 진단에 도움이 된다. 구협부나 편도, 구개수, 인두, 연구개 등에 출현하는 발적 후 1~2mm의 회백색의 수포가 된다. 좌우 대칭성으로 10~20개의 소수포가 생기며 곧 파열되어 붉은 테를 갖는 작은 궤양이 생긴다. 2~3일간 점차 크게 되어, 3~4mm의 궤양으로 되는 일도 있다.

수족구병

Coxsackie 바이러스 A-16, A-5, A-10 등에 의해, 여름에서 초가을에 걸쳐서 유행하며 손바닥, 발바닥, 입에 수포형성을 특징으로 한다. 구강 내에서는 4~8mm의 수포 또는 궤양으로 되어 혀나 뺨의 점막에 가장 잘 생기며 연구개, 잇몸, 입술 등에도 생기는 수도 있다. 예방하는 백신은 없으며 전염력이 강하여 어린이가 이병에 걸리면 며칠간 다른 아이와의 접촉을 피해 격리시켜야 한다. 전염력이 있는 시기는 물집이 생기기 하루 전부터 생긴 다음 3일 후 까지이다.

급성 헤르페스(Herpes) 구내염

1~3세의 유아에서 가장 많이 볼 수 있으며 고열 후 구내염이 발생한다. 단순 Herpes 바이러스의 최초 감염일 때 나타나는 양상인 경우가 많다. 구강 내 점막이 발적하고 부어오르며 동시에 1~3mm의 수포가 형성되며 쉽게 파열되어 황백색의 막으로 덮인 아프타성 궤양을 형성한다. 잇몸, 뺨 점막, 혀, 연구개, 구협부에 자주 발생한다. 궤양이 치유되는 데 약 4~9일간 걸린다. 최초의 2~4일 간은 통증이 심하고 유소아에서는 입으로 먹기가 힘들어서 탈수증이 초래되기도 한다.

선천성 설소대 단축증

혀를 내밀지 못하고 혀 짧은 소리를 낸다.

원인 및 정의

거울로 입을 보면서 혀의 끝을 입천정에 붙이면 혀 아래 가운데에 끈 같은 것이 구강의 바닥에 붙어있는 것이 보인다. 이것이 '설소대' 이다. 이런 설소대가 선천적으로 정상보다 짧은 '설소대 단축증' 은 태어날 때부터 설소대가 짧고 넓으며 혀끝 가까이 까지 붙어 있어 혀를 길게 앞으로 내밀지 못하고 혀의 운동성이 제한되는 질환을 말한다.

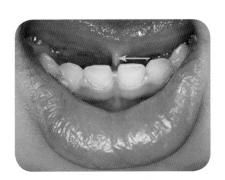

그림 74   설소대 단축증

설소대 단축증의 발병율은 약 1~2%, 학교검진에서는 2.0%라는 보고가 있다. 성별의 차이는 없다. 언어장애자의 집단검진에서는 0.4%, 구개열 환자의 경우에서는 7.8% 라는 보고도 있다. 발생원인에 대해서는 현재 잘 알려져 있지 않다.

설소대는 정상인 경우에서도 신생아에서는 약간 굵고 짧으며 혀의 끝부분까지 부착해 있고 소아가 성장함에 따라 혀가 발육해서 혀의 폭이나 길이도 증가함에 따라 설소대는 퇴축해 가늘게 되는 경향이 있다.

증상

설소대 단축증에 의해서 생기는 장애로서 주된 것은 다음과 같은 것들이다.
1) 수유곤란 : 신생아기, 유아기의 장애이다.
2) 구음장애 : '라' 또는 그 외의 음, 영어로는 'l' 과 'th' 의 발음장애와 혀 짧은 소리 등의 발음 장애를 초래하여 알게 되는 경우가 많다.
3) 치과적 장애 : 아래턱의 전방부 발육장애, 치열 부정, 의치장착곤란 등
4) 혀나 설소대의 외상을 일으키기 쉽다.
5) 기타 : 플루트와 같은 취주악기의 연주가는 혀를 사용해서 음을 만들기 때문에 연주가 어려운 경우가 있다.

혀를 내밀어도 앞 이를 넘어오지 못하고, 내밀 때 혀의 중앙이 아치상으로 굽어지게 되며 혀가 입 밖으로 나오지 못하고 혀의 등쪽이 V자형으로 파인다. 또한 혀의 운동에 의하여 설소대가 잡아당겨져서 아래턱의 앞이빨(하악중절치)이 벌어지게 된다.

🎗 치료

수술로써 교정을 하여야 하는데 말을 배우기 전에 시행하는 것이 좋다. 1세 이후에 '라' 음의 구음장애가 나타나서 선천성 설소대 단축증이 의심되면 즉시 이비인후과를 찾아 수술을 해주는 것이 좋다. 일단 말을 다 배우고 나서 발음이 굳어진 다음에 수술을 시행하게 되면 굳어진 발음을 교정하기가 어렵게 된다. 가장 적절한 수술 시기는 만 1세 경이다.

수술은 설소대를 당겨 옆으로 절단한 다음, 설소대 절제술을 시행한다. 수술은 간단하며 시기를 놓치지 않고 수술을 해 주어야 한다.

9 급성 편도염

목이 아프고 열이나고 전신이 쑤신다.

✤ 정의

편도란 목(인두) 주변에 있는 림프조직을 의미하며 위치에 따라 구개편도, 인두편도, 설편도 등으로 구분한다.

급성 편도염은 여러 편도 조직 중에서 목젖의 양옆에 있는 '구개편도'에 발생한 급성 염증을 일반적으로 말하고 이때 대부분은 편도 뒤쪽에 있는 목 부위의 점막에도 염증이 생긴다.

✤ 원인

바이러스에 의한 상기도 감염(감기)의 경과 중 세균에 의하여 2차 감염이 되어 오거나 또는 세균에 의한 직접감염 때문에 생긴다. 원인균으로는 연쇄상구균, 포도상구균, 폐렴구균 등의 균이 발견된다.

기후변동, 과로, 과음, 과식 등이 유발요인이 될 수 있고 수술 등의 스트레스를 받은 후에 발생하는 수가 있다. 주로 소아와 청년에서 발생한다.

✤ 증상 및 진단

증상은 목 부위의 통증인 인두통과 음식물을 삼킬 때 통증이 오는 연하통, 전신권태, 전신의 근육통 및 고열이 가장 흔하다. 이러한 증상들은 갑작스런

오한, 고열로 시작되어 두통, 이통(귀의 통증), 사지통, 목 부위의 건조감을 느끼며, 그 후 음식을 삼키기 곤란하고 통증을 느끼게 되며 때로는 극심한 통증으로 인하여 언어장애를 일으키고 입에서 악취가 날 수 있다. 인두에는 끈끈한 분비물이 모여있고 편도는 부어오르고 목젖과 그 주변이 빨갛게 발적된다. 합병증이 일어나지 않으면 약 1주일 내에 증세는 좋아지게 된다. 진단은 증상과 진찰소견으로 용이하게 할 수 있고 세균검사로 원인균을 알아낼 수 있다.

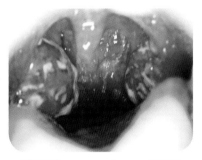

그림 75 급성 편도염과 급성인두염의 사진

합병증

소아에서는 코 뒤쪽에 있는 편도조직인 아데노이드와 혀 뒷쪽에 있는 편도가 동시에 염증이 일어나는 경우가 많다.

염증이 주위 조직으로 확대되어 편도주변이나 목 부위에 고름이 고일 수 있고, 급성 후두기관염, 급성 중이염, 급성 비염, 급성 부비동염을 일으킬 수 있다. 또 멀리 떨어진 장기에 염증을 일으킬 수도 있는데, 세균성 심내막염, 급성 화농성 관절염, 급성 신염 등이 발생할 수 있다.

치료

일반적 치료로는 안정, 충분한 수분섭취와 부드러운 음식을 먹게 하고 진통제 등을 투여하여 인후의 불쾌감과 통증을 덜어주는 것이다. 구강 청결제 및 국소 소염진통제로 입안을 세척하여 구강 및 인두를 깨끗이 하고 통증을 완화시킨다. 항생제는 감수성 검사를 실시하여 선택하는 것이 좋으나 검사 결과가 나오기 전에는 잘 알려진 일반적인 원인균에 대한 항생제를 투여한다. 고열과 전신권태가 48~72시간 지속되면 항생제 사용의 충분한 이유가 되며, 증상이 없어진 후에도 24~48시간 계속 사용하는 것이 좋다.

급성 편도염은 일반적인 감기와 같이 취급하여 병을 악화시키는 경우가 있는데, 고열이 나고 음식을 먹을 때 통증이 심하며 근육통과 전신권태가 심하면 즉시 이비인후과를 찾아보는 것이 좋다.

편도 주위 농양

급성 편도염이나 치아 질환에 연발해서 염증이 구개편도의 피막 주위에 파급되어 농양을 형성하는 것으로 편도의 상부에 호발한다. 편도피막과 인두 수축근 사이에 고름이 모여 있는 상태로 급성 편도염으로부터 속발하는 일이 대부분이다. 원인균은 대개 급성 편도염과 같다. 주 증상으로는 아주 심한 인두통, 연하통이 있고 귀에 방사통과 개구곤란 등이 동반된다. 통증 때문에 침을 삼킬수 없고 구개수 및 연구개의 부종으로 발음이 분명하지 않으며 통증을 적게 하려고 환측으로 고개를 기울이는 일도 있다. 구강내가 불결하여 백태가 끼고, 구취가 심하다. 국소 소견으로는 구개수의 발적과 부종이 심하며 반대측으로 치우쳐 있고 편도표면은 농전과 위막이 부착된 채 종창이 심하다. 농양이 진행되면 부인두강의 농양으로 될 수도 있다.

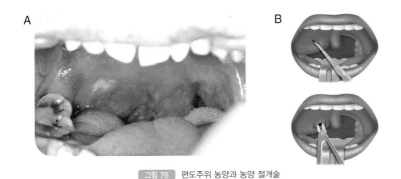

그림 76　편도주위 농양과 농양 절개술

    치료는 목젖과 2번째 상대구치를 연결하는 가상선의 중앙점에서 시험천자로 농양을 확인하고 세균의 감수성 검사를 한 후 가장 부어있는 부위에 절개를 가하고 배농을 한다. 전신적으로 항생제, 소염제를 투여하며 음식섭취가 곤란하므로 수액요법을 실시한다. 농양이 치유되어도 만선 편도염이 반복되거나 편도주위 농양이 재발할 가능성이 높아 반드시 편도적출술이 필요하며 수술의 시기는 급성염증이 호전되고, 3~4주 후에 시행하는 것이 이상적이다.

10 어린이 편도 및 아데노이드 수술
편도선은 수술을 해야하나?

편도? 아데노이드?

편도란 인두점막 속에 발달한 림프조직의 집합체를 말하는 것으로 림프세포인 여포의 집합체를 말하며, 외부로부터 체내로 들어오는 물질에 대한 방어역활, 특히 태어나서부터 수년간 면역학적 방어기전으로 중요한 역활을 한다. 목구멍 주위와 코의 후벽(인두)에 산재하며 이 중 대표적인 것이 구개 편도와 아데노이드이다.

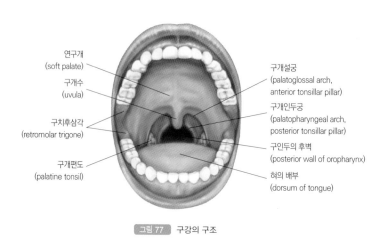

연구개
(soft palate)

구개수
(uvula)

구치후삼각
(retromolar trigone)

구개편도
(palatine tonsil)

구개설궁
(palatoglossal arch,
anterior tonsillar pillar)

구개인두궁
(palatopharyngeal arch,
posterior tonsillar pillar)

구인두의 후벽
(posterior wall of oropharynx)

혀의 배부
(dorsum of tongue)

그림 77 구강의 구조

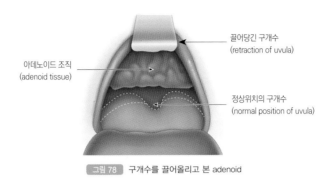

아데노이드 조직
(adenoid tissue)

끌어당긴 구개수
(retraction of uvula)

정상위치의 구개수
(normal position of uvula)

그림 78 구개수를 끌어올리고 본 adenoid

구개편도는 입을 벌렸을 때 보이는 목젖(구개수) 양측에 있으며 혀를 누르면 쉽게 관찰할 수 있다. 그러나 아데노이드는 코구멍 뒤쪽 또는 목젖 뒤쪽의 상방에 있어서 잘 보이지 않는다. 구개편도는 급성 및 만성 편도염 등을 유발시킬 수 있다. 또한 잦은 편도염은 심장과 신장에 합병증을 일으킬 수도 있다.

아데노이드는 코의 뒤쪽인 비인두 또는 인두상부에 있는 림프조직으로 '인두편도' 또는 '비인두편도'로도 불린다. 림프조직의 증식이 지나쳐서 여러 가지 증상을 일으키면 아데노이드 선양증식증 혹은 아데노이드 증식증으로 부른다. 인두편도는 3~4세부터 커지기 시작하여 6~7세에서 최대로 되고 그 이후 점차 작아지는 것이 보통이다. 편도가 비인강을 막을 정도로 비대해지는 이유는 체질적인 것과 염증에 대한 반응이 있다.

아데노이드에 의한 문제점

아데노이드가 커지면 좁은 비인강을 막기 때문에 코로 숨을 못 쉬고, 코에서의 분비물 배설의 장애가 발생되어서 더욱 코막힘이 심해지고 밤에 심한 코골이나 수면무호흡증과 같은 수면장애도 온다. 숙면을 하지 못해 낮에 졸리게 되고 이로 인해 산만한 행동을 보여 주의력결핍과잉행동장애(ADHD) 처럼 보이기도 한다. 잠을 깊이 자지 못하여 머리가 무겁고 피로하기 쉽고, 주의가 산만하게 되어 학습활동에 좋지 않은 영향을 미치게 된다. 또 수면장애로 인하여 잠을 깊이 잘 때 활발히 분비되는 성장호르몬이 감소하여 또래 보다 발달이 늦고 키가 작은 경우가 종종있다.

따라서 항상 입을 반쯤 벌리고 안면근이 이완되고 윗입술과 뺨사이에 비순구가 소실되어 우둔한 인상을 주는 '아데노이드 얼굴'을 보인다.

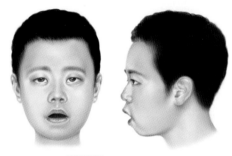

그림 79　아데노이드 얼굴

이러한 장애가 장기간 지속되면 얼굴모양의 변형까지도 올 수 있다.

또한 아데노이드가 커지면 중이와 코 뒤쪽을 연결하는 '이관'의 입구가 막히게 된다. 귀에서의 분비물을 배설하고 압력을 조절하는 통로인 이관을 막으면 중이강의 환기가 적절히 되지 않아서 중이강의 기압이 낮아지며(음압) 고막이 내측으로 이동(고막함몰)하고, 이관협착이 오래 지속되면 중이의 조직에서 삼출액이 분비되어 삼출성 중이염이 초래되며 청력이 악화된다.

아데노이드는 많은 세균이 자라는 일종의 세균저장소 역할을 하여 코감기, 중이염, 축농증 등에 자주 걸리는 원인이 되기도 한다

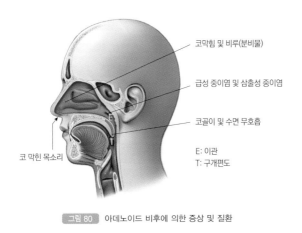

코막힘 및 비루(분비물)

급성 중이염 및 삼출성 중이염

코골이 및 수면 무호흡

E: 이관
T: 구개편도

코 막힌 목소리

그림 80   아데노이드 비후에 의한 증상 및 질환

진단

자세한 병력 청취 후 구강, 비강 및 귀를 진찰하여 구개편도, 코점막과 고막의 상태를 점검하고 X-선 검사로 아데노이드의 상태와 부비동염(축농증) 동반 여부를 관찰한 후 치료방침을 결정한다. 필요에 따라서 아데노이드의 육안적 관찰이 필요하면 내시경 검사를 통하여 관찰할 수 있다.

언제, 어떤 때이면 수술을 해주나?

보통 만 4세 이상이면 편도적출 수술에 무리가 없으며 아데노이드 절제술은 만 2세가 지나면 시행할 수 있다. 편도적출술과 아데노이드 절제술은 동시에 시행하는 경우가 대부분이다. 다음과 같은 경우는 수술을 해주는 것이 좋다.

1) 인두편도(아데노이드) 절제술의 적응증

인두편도의 절제는 인두편도의 비대정도 및 유발되는 질환과 증상에 의하여
결정하게 되는 데, 다음과 같은 증상이 나타낼 때에 수술하게 된다.

(1) 코증상

인두편도가 비대해져서 코막힘으로 인해 입으로 호흡하게 되며 호흡장
애, 코골음, 비염, 부비동염(축농증) 등을 일으킨다.

(2) 귀증상

이관염, 삼출성중이염, 화농성중이염을 일으켜서 난청이 생긴다.

(3) 안면골의 발육장해

입으로 호흡을 하고 치열, 구개의 발육장애가 유발되어 아데노이드 얼굴
이 된다.

(4) 전신적 증상, 신경증상

어린이에게서 수면장애(코골이나 수면무호흡증)가 있거나, 낮에 잘 조는
경우, 주의산만증, 야뇨증, 야경증 등의 신경증상, 비-부비동염의 반복으
로 인한 기관지염 등이 발생한다.

2) 구개편도적출술의 적응증

(1) 습관성 편도염

편도에 만성염증 병소가 잔재해 있어서, 피로할 때나, 계절이 바뀌는
환절기에 급성 편도염이 반복되는 소아로서, 급성염증이 1년에 4회 이상
일 때를 기준으로 한다.

(2) 편도성 병소 감염증

병소 감염증의 원병소가 편도에 있을 때 또는 의심스러울 때

(3) 편도비대에 의한 장애

　　단순한 편도비대는 수술을 하지 않아도 된다. 그러나 편도비대가 심해서 호흡기능, 심폐기능에 영향을 주는 경우, 구음장애, 음식물 섭취에 장애가 있을 경우에 적응이 된다.

(4) 편도염에 속발하는 감염증

　　경부림프절염의 원병소가 편도인 경우, 반복하는 중이염으로 아데노이드를 절제해도 재발을 반복하는 경우

(5) 편도주위농양

(6) 양성 및 악성의 종양으로 조직검사가 필요할 때

3) 편도수술의 금기

① 급성 편도염으로 열이 있을 때

② 구개파열이 있을 때

③ 출혈성 소인이 있을 때

④ 소아마비 등 전염성 질환이 유행일 때

⑤ 신장염, 심장질환 등 병소질환의 급성기

인두편도 및 구개편도적출술이 면역기능과 음성에 미치는 영향

1) 면역기능에 미치는 영향

아데노이드(인두편도)와 구개편도는 림프조직이며, 생체방어의 제1선에 위치하는 면역장기의 하나이다. 그 때문에 면역반응에 필요한 모든 림프구를 포함하고 있으나 B세포가 더 많다. 편도가 전신의 면역기능에 미치는 영향에 주의를 갖게 되면서 일부의 소아과 의사는 편도적출술을 피하는 경향을 보이기도 한다. 예컨대 편도적출술이 전신의 면역기능의 탈락증상을 유발하지 않나 하는 불안때문이다.

한 연구에서 학동기 아동 3184명을 대상으로 해서 편도적출술을 받은 후에 추적조사를 하였는데 그 결과 면역기능의 저하는 없었다고 보고했다. 다른 연구자는 아데노이드절제와 편도적출 환자 1,000명을 조사해서 같은 결과를 보였다고 하였다. 또 다른 보고자들은 편도적출아동에 대해서 면역상태의 지표인 혈청 면역글로불린의 동태를 추적했는데 수술 전과 후에서 차이를 발견할 수 없었다. 위와 같은 보고들을 참고로 현재는 연구자들이 수술 후 면역기능 저하는 발생하지 않는 것으로 공감하고 있다.

14년간의 장기간의 수술 후 추적 조사에서 수술을 유발한 주증상은 거의 다 개선되어서 부작용은 볼 수 없었다고 하였다. 또한 구개편도 적출술이 아닌 부분 절제술은 무의미하며, 좋은 결과를 얻을 수 없었다고 보고하였다. 아데노이드 절제로 코막힘의 감소, 청력개선, 감기 등 인두의 염증이 개선되었다는 보고도 있다.

편도는 말초성 림프장기이며 그 기능은 말초 림프절과 유사하다. 또한 편도의 기능은 4~5세 경부터 활발하게 되는데 이 때는 전신의 림프절도 활발한 기능을 발휘한다. 그러므로 만 4~5세이면 편도적출이 가능한 적응연령이라고 생각하는 것이다.

2) 음성에 미치는 영향

수술 후 구강구조가 수술 전과 변화가 있으므로 공명강으로써의 변화를 초래할 수 있다. 이에 따라 음성의 공명현상이 변할 수 있지만 성대에서 생성된 원음이 변화하는 것은 아니다. 그러나 공명현상의 변화로 인하여 음색이 변할 수 있으므로 직업적인 음성사용자들은 주의해야 한다.

편도 수술 후 지켜야 할 주의사항

1) 수술은 일반적으로 전신마취하에 시행한다. 수술 당일 저녁에는 통증과 함께 미열, 기침이 생길 수 있다.

2) 수술후에 수술부위의 출혈이 있을 수 있으므로 엎드려 있게 하고 입안에 고이는 가래, 피 등은 뱉어내도록 한다. 피나 분비물을 많이 삼킬 경우 토하거나 배가 아플 수 있기 때문이다. 이러한 때에 얼음물로 입안을 헹구면 혈관이 수축하면서 출혈이 줄어들거나 멈출 수도 있다.

3) 식사는 수술 당일에 주치의의 허락이 있으면 유동식부터 먹을 수 있다. 냉우유, 카스테라, 다져진 쇠고기, 고기국물 또는 미음이나 죽같은 부드러운 음식을 미지근하거나 차게 해서 먹고 김치 등 질긴 야채나 짜고 매운 자극성 음식은 피하는 것이 좋다.

4) 충분한 양의 수분을 섭취하는 것은 좋으나 콜라, 사이다 그리고 쥬스 등과 같이 자극성 음료는 통증을 유발시키므로 피하는 것이 좋다. 빨대를 사용하면 수술부위를 건드리거나 구강속이 음압이되어 피가 날 수 있으므로 우유나 미음을 먹을 때 빨대를 사용하지 않는 것이 좋다.

5) 수술 후 둘째 날부터 껌을 씹으면서 침을 삼키는 운동을 하는 것은 동통을 없애고 상처를 빨리 낫게 하는 데 도움이 된다.

6) 수술 후 약 1~2주간 통증이 있을 수 있으며, 귀에 통증을 호소하게 되는 수가 있으나 대개 4~5일이 지나면서 없어지므로 걱정을 할 필요가 없다.

7) 수술한 부위는 아물면서 하얀 막으로 덮이게 되는데 이는 정상적인 치유 과정이며 완전히 치유되려면 약 3~4주가 소요된다.

8) 수술 후 10일 정도까지는 출혈의 위험이 있으므로 심한 운동이나 힘든 일 등은 삼가하는 것이 안전하며 이 기간 동안은 되도록 기침, 가래를 세게 뱉거나 코를 세게 푸는 일 등은 삼가는 것이 좋다.

9) 아주 드물게 수술 후 맛이 변했다는 분들이 있는데 이는 편도주위에 맛을 느끼는 신경이 지나는데 수술 중 수술기구에서 발생하는 열이나 자극으로 신경이 가볍게 영향을 받아서 생기는 현상이다. 신경의 손상이 아니므로 대부분 시간이 지나면 저절로 회복된다.

11 인두 신경증(인두이물감)

목 안에 무엇인가 있는 것 같다.

🥦 인두 이물감이란?

　인후두(목구멍) 부위에 증상이 있다고 환자가 호소하지만 일반적인 이비인후과적 진찰로 환자의 호소에 합당한 기질적인 국소 병변을 찾을 수 없는 경우가 적지 않으며 이러한 경우 인두 이물감 혹은 인두 신경증이라고 한다. 자각증상이 확실하고 오랫동안 계속되는데 모든 검사에서 이상소견이 없어 의사는 이상이 없다고 설명하지만 환자는 그 설명을 납득하지 못하여 의사를 전전하면서 진료를 받는 경우가 적지 않다. 그 원인의 하나가 히스테리이다.

　통계에 의하면 정상인의 45%가 일시적인 목의 이물감을 호소하고 있으며 이비인후과 외래 환자의 3~34%가 지속적인 목의 이물감을 호소한다고 한다.

　인두 이물감이 있으면 평소 목 안 깊숙한 부위에 무엇인가 걸린 듯한 불쾌감을 느끼며 침을 삼켜도 개운하게 넘어가지 않고 무엇인가 조금 남아있는 듯이 느껴진다. 물을 마시면 다소 해소되지만 다시 원상태로 돌아오기도 한다. 때로는 가벼운 통증이 목 안에서 느껴질 수 있으며 목 안이 건조하다고 느끼게 된다. 코에서 목 뒤쪽으로 끈끈한 가래 같은 분비물이 넘어가는 기분이 들 수도 있다. 그러나 음식을 먹을 때는 별다른 증상이 없는 것이 특징이다.

　최근에는 위의 분비물인 위액이 식도로 역류하고 이것이 인후두 부위까지 역류되어 증상을 일으키는 것이 중요한 원인 중의 하나로 지목되고 있다.

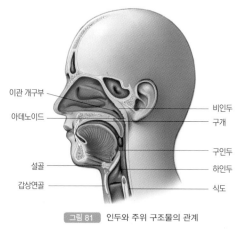

이관 개구부
아데노이드
설골
갑상연골

비인두
구개
구인두
하인두
식도

그림 81 인두와 주위 구조물의 관계

인두 이물감(신경증)의 증상

주로 중년의 부인에게 가장 많으나 요즈음은 젊은 여자나 남자 환자에서도 자주 나타난다. 특히 갱년기의 여성에서 자주 보게 된다. 여성에서는 이상감의 빈도가 폐경기에 가장 많다. 갱년기에 많은 것은 호르몬의 분비가 감소하여 정신신체적으로 부조화가 생기어 목의 점막에 부종이 생기기 때문으로 생각된다.

증상은 보편적으로 종양감각(목에 혹이 있는 느낌), 목에 무엇인가 걸린 듯한 느낌, 목이 조이는 듯한 느낌, 공기연하증, 점액과다, 인후통 등의 증상과 함께 목에 벌레가 기어다니는 듯한 느낌, 가시가 찌르는 듯한 느낌 등의 증상도 호소되고 있다.

이러한 환자들의 공통된 특징으로서 실질적인 연하(음식을 삼키는 것) 곤란은 없으며 증상의 호전을 위하여 빈번히 침을 삼키지만 증상의 호전이 없거나 오히려 악화되는 것이 보통이다. 이밖에도 체중의 감소가 없고 계절의 차이가 없으며 지속적으로 재발을 잘 하는 경향이 있다.

어떤 학자들은 이런 환자들의 3대 증상으로 종양감각, 식사시간 이외의 빈번한 삼킴, 흠흠거리며 목안의 가래를 반복적으로 청소하는 것 등을 들고 있다.

인두 이물감(신경증) 혹은 목구멍의 이물감의 원인

인두신경증 혹은 목구멍의 이물감의 원인은 크게 3가지로 구분한다. 1) 성격이나 스트레스가 관계되는 정신적 요인, 2) 호르몬의 상태, 혈액의 이상이나 위장의 이상에 의한 전신적 원인, 3) 편도의 비대나 증상, 인두나 후두의 염증, 위-식도 역류질환, 비염, 축농증, 갑상선의 염증, 경추의 변형 등의 국소적인 병이다.

1) 국소적 원인

▶ 만성염증 : 전체원인의 약 50%의 경우에 해당한다.
　만성 부비동염, 만성 편도염, 만성 상인두염, 갑상선이상
▶ 종양 : 후두암, 하인두암, 식도암
　목뼈(척추)의 이상
　편도선 질환
　위-식도 역류질환

2) 전신적인 원인

▶ 자율신경실조
▶ 당뇨병
▶ 내분비질환
▶ 약물 부작용
▶ 갱년기의 호르몬 변화

3) 정신적 원인

▶ 신경과민

▶ 암에 대한 불안

▶ 신경증(소위 노이로제), 정신병

❖ 진단

자세한 병력청취가 중요하며 코, 구강, 인두, 후두 및 경부의 정밀한 검사를 시행한다. 이에 따른 검사로 각 부위의 시진, 촉진 및 내시경적 진찰, 경부 전산화 단층촬영, 갑상선 기능검사 등을 시행하여 원인 질환에 대한 추적을 한다.

❖ 치료

위에서 기술한 진단과정에서 원인 질환이 발견되면 이에 대한 치료를 시행한다. 원인질환이 없는 경우에는 환자를 안심시키고 대증요법을 시행하며 신경정신과적 자문이 도움이 될 때가 많다.

12 역류성 인후두염 또는 위식도 역류증

위액이 목으로 넘어와서 생기는 여러 증상들

❖ 역류성 인후두염이란?

위장 안에 있는 내용물 주로 위의 분비물이 식도나 목으로 올라와서 증상을 일으키는 질환을 말한다. 정상적으로는 한번 삼킨 음식물은 위에 내려가서 다시 올라오지 않고 위에서 소화된다. 그러나 역류성 인후두염에서는 위장의 내용물이 거꾸로 다시 올라와 후두나 인두(목구멍 속)를 자극하여 염증을 일으키는 것을 말한다.

인후두 역류는 낮이나 밤에 언제든지 일어날 수 있으며, 심지어 아무 것도 먹지 않아도 일어날 수가 있다. 하지만 역류가 있는 모든 사람에서 인후두 역류가 있는 것은 아니다. 일부 사람에게는 역류가 단지 식도까지만 일어날 수도 있다. 이런 경우는 '위-식도 역류' 라고 하며 역류성 식도염을 일으킬 수도 있다. 위-식도 역류가 있을 경우는 가슴이 쓰리거나 통증을 유발할 수 있다.

이 질환은 성인에서 발생하는 비(非)감염성 인후두염의 가장 흔한 원인이며, 후두 증상을 호소하는 환자들의 50%가 관련이 될 정도로 빈번하게 발생하는 질환이다. 또한 성대 육아종, 후두암, 후두협착, 재발성 후두경련, 후두연화증, 급성영아사망증후군 그리고 만성기침, 천식, 기관지확장증 등과 관련이 있는 것으로 알려져 있으며, 특히 후두협착과 연관성이 큰 것으로 보고되고 있다.

원인

이 질환은 위산분비를 촉진하는 음식물, 생활습관, 스트레스, 약물, 또는 위식도괄약근(주로 상부괄약근)의 기능저하 등에 의하여 발생하는 것으로 알려져 있으며, 후두나 인두의 손상은 주로 위액에 포함되어있는 '펩신' 이라는 소화효소에 의해 발생한다. 위산이 원인이 되는 타는 듯한 흉통은 잘 동반하지 않고 주로 후두나 인두 증상을 유발한다.

식도 기능저하의 원인으로는 상부식도괄약근의 약화 이외에, 하부식도괄약근의 약화, 식도운동의 장애, 식도점막 저항성의 장애, 복압의 증가 및 위에서 장으로의 배출시간이 연장되는 상황을 유발하는 모든 경우에서 발생 가능하다. 이런 경우로는 선천성 및 후천성 탈장(허니아)에서부터 구강건조증, 위궤양, 흡연, 음주, 과식 등의 단순한 원인까지 다양하다. 특히 지방질, 쵸코렛, 민트 등의 식도괄약근의 약화를 유발하는 음식을 섭취한 경우에 잘 발생하며 허리띠를 단단히 조이고 다니는 것도 한 원인이다.

증상

인후두 역류가 있는지 알 수 있는 이비인후과적 증상으로는 만성적으로 목소리가 쉽게 변하거나, 가래는 적지만 만성적인 기침이 계속되고, '음음' 하면서 목을 가다듬어도 개운치 않아서 헛기침을 하고, 또한 목 안에 무언가 걸려있는 듯한 느낌이 들며, 음식물을 삼킬 때 힘이 들고, 아침에 특히 목이 쓰리듯 아프고, 목이 조이는 듯한 느낌이 드는 것 등이 있다. 일부 사람들은 가슴이 쓰리기도 하며 목에 가래가 많이 끼기도 한다.

이 질환은 위산에 의한 타는 듯한 흉통, 음식물 게워냄 및 식도염을 특징으로 하는 주로 소화기 내과에서 치료하는 위식도역류증과는 달리 거의 흉통을 동반하지 않고 쉰 목소리, 기침 그리고 빈번한 헛기침(목에 가래가 낀 듯하여 하는 기침) 등의 인·후두 증상이 주로 나타나는 것이 특징이다. 또한 선 자세에서도 역류가 빈번하게 일어나며 식도에는 특별한 이상이 없는 경우가 많다. 이러한 이유로 인하여 내과에서만 검사와 치료를 할 경우 진단과 치료가 늦어지게 되기도 한다. 이 외에 만성기침, 천식, 인후통, 반복성 크룹, 그리고 폐쇄성 무호흡증 등의 증상이 동반되기도 한다.

표 4. 인후두역류와 관련 있는 증상이나 질환의 심한 정도에 따른 분류

경도	중등도	고위험도
쉰 목소리(음성비전문인)	쉰 목소리(음성전문인)	성문하 후두협착증
궤양/성대육아종(음성비전문인)	궤양/성대육아종(음성전문인)	후방 성문협착증
인두신경증	후두백반증	피열연골 고정
연하곤란	후두경피증	후두암(특히 비흡연자)
만성 헛기침	이형성증	후두경련
만성 기침(경도)	만성 기침(경도)	

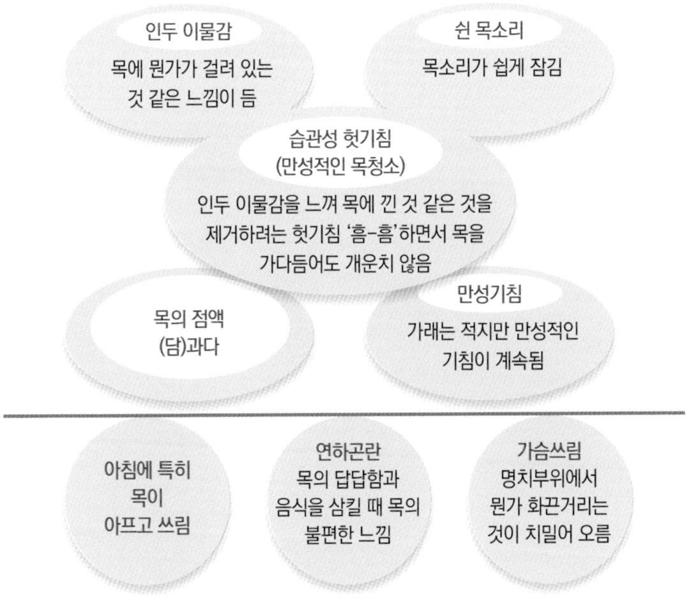

인두 이물감
목에 뭔가 걸려 있는 것 같은 느낌이 듦

쉰 목소리
목소리가 쉽게 잠김

습관성 헛기침
(만성적인 목청소)
인두 이물감을 느껴 목에 낀 것 같은 것을 제거하려는 헛기침 '흠-흠'하면서 목을 가다듬어도 개운치 않음

목의 점액
(담)과다

만성기침
가래는 적지만 만성적인 기침이 계속됨

아침에 특히 목이 아프고 쓰림

연하곤란
목의 답답함과 음식을 삼킬 때 목의 불편한 느낌

가슴쓰림
명치부위에서 뭔가 화끈거리는 것이 치밀어 오름

그림 82 인후두역류 질환을 의심할 수 있는 질환들

표 5. 역류성인후염과 위식도역류증의 비교

	역류성인후염	위식도역류증
기침	있음	없음
타는 듯한 흉통	없음	있음
발성장애	있음	없음
식도의 위산 제거기능	정상	지연
식도괄약근 이상부위	상부식도괄약근	하부식도괄약근
점막보호	안됨	비교적 잘됨
선자세에서 역류현상	빈번함	때때로
누운자세에서 역류현상	때때로	빈번함

진단

만일 위와 같은 증상이 있고 특히 담배를 피우고 있다면 반드시 이비인후과 전문의를 방문하여 위식도 역류에 대한 검사를 받아야 한다. 먼저 목안을 검사하고 또한 후두와 목 깊은 곳을 검사하면 거의 진단이 된다. 후두내시경을 통해 식도와 접해있는 후두 후반부의 부종이나 발적과 같은 특징적인 후두 양상을 관찰하여 진단한다.

조영제를 이용한 방사선촬영을 통해 조영제의 역류의 확인을 하여 진단하기도 한다. 현재 확진을 위한 표준적인 방법은 식도 내 24시간-pH 검사이다. 이 검사는 위산을 비롯한 위 내용물의 역류에 의해 후두 가까운 부위가 낮은 pH(산성)를 나타내는 것을 측정하여 진단하게 된다.

예방법

건강한 음식습성과 생활방식이 중요하다. 지방, 초콜릿, 커피, 홍차, 알콜성 음료, 오렌지 쥬스, 그리고 담배 등은 피해야 한다. 또한 취침 2~3시간 내에 음식이나 음료의 섭취는 피하는 것이 좋다. 또한 스트레스 환경에 노출을 피하는 것이 중요한 방법이 된다.

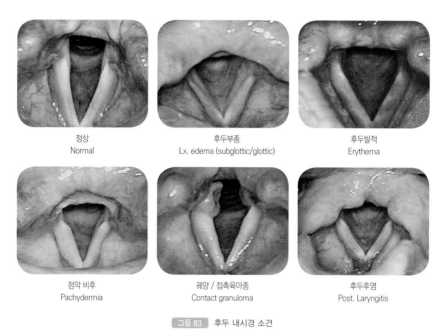

| 정상
Normal | 후두부종
Lx. edema (subglottic/glottic) | 후두발적
Erythema |
| 점막 비후
Pachydermia | 궤양 / 접촉육아종
Contact granuloma | 후두후염
Post. Laryngitis |

그림 83 후두 내시경 소견

치료

인후두 역류로 인한 역류성 인후두염을 치료하는 방법은 환자 개개인에 따라 치료 방법이 달라질 수 있으나 일반적인 치료방법은 다음과 같다.

인후두역류가 있는 모든 사람은 식사습관이나 자세 등을 바꿔야 한다. 일반생활에서 유의할 점을 열거하면 다음과 같다.

▶ 만일 담배를 피운다면 끊어야 한다. 담배는 역류를 조장시키는 한 원인이다.

▶ 너무 꽉 끼는 옷을 입지 말고 특히 허리 부분이 조이는 옷을 입지 않는다. 여자들은 거들을 하지 말고 남자는 벨트대신 멜빵을 매는 것이 좋다.

▶ 식사는 부드러운 음식을 규칙적으로 소량씩 자주 한다.

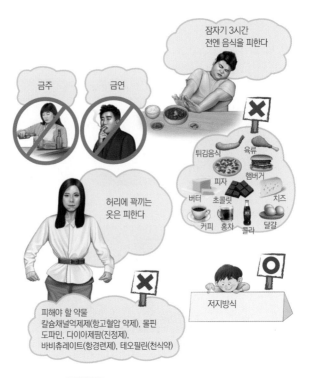

그림 84 역류를 줄이기 위한 습관 및 식이요법

▶ 식사 후 바로 눕지 않는다. 잠자기 3시간 이전에는 음식물을 먹지 않는
  것이 좋다.

▶ 잠잘 때는 상체와 머리를 약 15cm이상 올린다. 머리만 높은 베개를 베어
  올리는 것은 큰 효과가 없다.

▶ 지방질이 적은 음식을 먹는다.

▶ 고기 먹는 것을 제한한다.

▶ 버터, 치즈, 계란 먹는 것을 삼간다.

▶ 조미료를 많이 넣은 음식, 지방, 토마토, 양파, 구연산, 후추, 포테이토칩과
  튀김 등은 안좋다. 기타 초콜렛, 땅콩, 패스트리, 올리브 등도 위식도 역류
  를 유발할 수 있다.

▶ 위, 식도에 자극을 주는 맵거나 짠 음식을 피한다.

▶ 카페인이 있는 음식들 즉 커피, 홍차, 녹차 등을 삼가며 청량음료 특히 콜라나 사이다 등을 마시지 말고 박하류 등을 피한다. 맛이 강한 사탕이나, 껌, 목을 시원하게 하는 캔디도 안먹는 것이 좋다.

▶ 술, 담배, 커피도 식도에 자극을 주고 위산 분비를 자극하므로 피하는 것이 좋다.

▶ 체중이 많이 나가는 사람은 체중을 줄이는 것이 좋다.

약물 치료에 사용되는 약제로는 식도와 위의 운동을 촉진하고 또한 식도괄약근의 기능을 항진시켜 위 속의 음식물 배출을 촉진시키는 약제, 위산의 분비를 억제하는 약제 및 위산으로부터 점막을 보호하기 위한 약제 등이 있다. 이러한 약제들은 함께 사용될 때 더욱 효과적이기 때문에 치료 시 병합 사용하는 것이 일반적이다. 약물의 사용은 보통 6개월 이상 사용하며 2~3개월의 치료주기를 가지고 제한적으로 사용하기도 한다.

만일 약물치료에 효과가 없거나 약물의 중단과 함께 즉시 재발하는 경우에는 수술적 요법이 이용되는데 식도괄약근 주위 위 기저부를 좁게 만드는 수술을 시행하나 효과가 그다지 좋지 않은 것으로 되어 있다.

인후두 역류는 코골이, 천식, 기관지염과 같은 호흡과 관련된 문제를 만들 수 있으며 목소리를 변하게 하거나 성대결절, 성대폴립, 육아종성 성대질환 등을 유발하고 아주 드물게 식도암이나 인두암, 혹은 후두암을 유발하기도 한다. 암은 인후두역류가 매우 심하면서 수년동안 전혀 치료를 하지 않은 경우에 생길 수 있다.

■ 인후두 역류 질환 치료를 위해 바람직한 식 · 생활 습관은?

■ 권장하는 식습관

부드러운 음식이나 소화가 잘 되는 음식을 소량씩 자주 드셔야 합니다.

음식물이 위장관을 잘 통과하도록 식사시에 적당량의 물을 마시도록 합니다.

식사 동안 타액이 음식에 적절하게 첨가되도록 꼼꼼하게 씹고 천천히 먹도록 합니다.

■ 권장하는 생활습관

잠잘 때 위산이 역류되지 않도록 머리쪽을 15~20cm 정도 올려서 주무시는 것이 좋습니다.

체중이 많이 나가시는 분들은 규칙적인 운동과 식사량을 줄여서 체중을 조절하는 것이 좋습니다.

■ 피해야 할 음식

밤사이에 역류되는 것을 막기 위해 취침하기 전 3시간 동안은 마시거나 먹는 것을 삼가해야 합니다.

기름기가 많은 음식, 술, 담배, 커피 등 식도와 위장을 연결하는 괄약근을 약하게 하는 음식들을 피해야 합니다.

---

13 언어장애

말더듬은 언어장애이다.

여러 가지 원인으로 언어에 장애가 있는 사람의 수는 전 인구의 약 5%로 상당히 높은 비율이며 사회적으로 심각한 문제이다. 동물은 각각 고유의 정보 전달수단을 갖고 있으나 언어는 인간만이 갖고 있는 기능으로 가장 인간다운 삶을 지탱해 주는 조건의 하나이다.

언어중추

언어중추라 함은 언어부위라고도 하며 오른손잡이의 95%는 뇌의 좌반부에 있다. 언어부위는 전언어부위와 후언어부위로 나누어진다. 말을 귀로 듣고 그 의미를 이해하고 기억하는 작용을 경험하는 중추가 후언어부위(청각성언어중추), 말을 이야기하는 데 필요한 음성기관의 근육의 신경지배를 통합하고 있는 것이 전언어부위(운동성언어중추)이다. 이 두 가지의 언어부위 사이에는 연결 망이 있으며 고차원의 개념(사고)중추와 관계한다.

언어의 전달의 구조

지금 말상대인 A가 "지금 몇 시입니까"라고 B에게 물어볼려고 하였을 경우(① 사고단계), 언어중추에서 그 기호를 불러내서 문법의 규정에 따라 늘어놓는다(② 언어학적단계). 언어중추로부터의 자극이 발음기관에 전해져서 말을 하게 된다. 또한 상태에 따라 청각이나 혀 등의 지각을 써서 발음의 강도, 높이를 조절한다(③ 생리학적 단계). A에게서 나온 음성은 음파로써 듣는 상대 B의 귀에 전달된다(④ 음향학적 단계). 듣는 상대 B의 귀에 신경을 통하여 청각중추에 지각되어(⑤ 생리학적 단계) 언어중추에 운반되면 다시 음성기호로 변하여져서 해독하고 인지되어진다(⑥ 언어학적 단계).

언어장애의 종류–언어 전달 단계별 분류

이상의 언어 전달 단계에서 어느 부분이건 문제가 있으면 언어장애가 생기며 증상은 다양하다. 각 단계의 문제로 분류하여 예를 들어보면 다음과 같다.

▶ '사고단계' 의 장애: 치매, 정신병 등
▶ '언어학적단계' 의 장애: 정신발달지체, 실어증 등
▶ '생리학적단계(언어표출)' 의 장애: 뇌성마비를 수반한 조음장애, 말더듬, 발성장애(인후염, 성대폴립, 반회신경마비), 조음장애(기능성, 마비성), 구개열에 의한 발음 및 공명장애 등
▶ '생리학적단계(언어수용-)' 의 장애: 청각장애(중이염, 노인성난청 등)

언어장애의 종류–증상별 분류

1) 조음장애

언어음의 형성과정상의 장애를 말한다. 말을 하는 것에 관계된 신경 근육계의 병변에 의하여 일어나는 언어기관의 운동장애이다. 언어장애 중 가장 빈도가 높은 것으로 장애의 결과 어음이 치환, 생략, 왜곡 및 첨가되는 등의 증상으로 나타난다.

2) 리듬장애–말더듬

　말의 처음 혹은 도중에 어음을 반복하거나 잡아 끌거나 혹은 막혀서 잘 나오지 않아 말의 유창성이 없어지는 상태로서 자신이 말을 하는 상태가 비정상적임을 알고 이를 문제시하여 괴로워한다. 전체 인구의 1% 내외의 빈도를 갖고있으며 남녀 비는 약 4:1 정도로 남자에게 많다. 어린이에 있어서는 일시적인때가 많다.

3) 언어장애

① 언어발달지체: 일반적으로 생후 2년 6개월 정도까지 언어발달을 보이지 않는 경우를 말하며 청력장애, 정신지체, 부적당한 언어환경, 자폐증 등이 그 원인이다.

② 실어증: 대뇌피질의 기질적 병변 즉 뇌혈관장애, 종양, 퇴행성 질환, 외상 등으로 언어학적 단계에 고장이 생겨 정상적이던 언어기능을 잃어 언어의 표현 및 이해에 장애를 나타내는 것을 실어증이라 한다. 말을 잃어버린다던가 말을 잘못한다던가 하는 것뿐만 아니라 읽고 쓰는 기능까지도 많던 적던 간에 장애를 받는다. 60세 경에 많고 뇌혈관이 원인인 경우가 압도적으로 많다.

14 천명

기도가 좁아져서 나는 쌕쌕거리는 거친 숨소리

천명이란?

'천명'은 숨을 쉴 때 인두에서 기관까지 사이의 기도의 협착(막힘)에 의하여 생기는 소리이다. 보통 흡기성(숨을 들이쉴 때), 호기성(숨을 내쉴 때), 혼합형으로 나누어 생각한다. 그 중에서 후두천명은 보통 흡기성이고, 흡기성 천명의 가장 흔한 원인은 알레르기성 크룹이나 감염성 기관지 경련이다. 그러나 소아에서의 천명은 땅콩이나 구슬 같은 흡입된 기도이물의 가능성을 항상 생각해야 한다. 호기성은 보통 기관지 이상이 원인이며 혼합형은 이상혈관의 가능성이 있다.

소아에서 재발하거나 지속적인 천명의 원인

1) 재발하는 천명의 원인

(1) 발작성 크룹*[알레르기성 크룹, 야밤(midnight) 크룹]

목이 쉬거나 목소리에 변화가 오고, 숨을 들이마실 때 소리가 나며, 기침이 개가 짖는 소리같이 컹컹거린다. 호흡곤란(흡기성), 호흡이 급해지고 숨을 들이마실 때 가슴이 내부로 함몰되는 것이 나타난다.

---

*크룹(croup) 또는 후두기관기관지염은 바이러스 감염에 의한 호흡기 질환으로 후두가 부어올라 정상적인 호흡이 곤란하다.

(2) 선천성 후두 천명

성대가 지나치게 이완되어 있거나, 후두개가 연약하여 숨을 들이마실 때에 상기도가 좁아져서 생긴다. 신생아에서는 숨을 들이마실 때, 천명과 '끽끽' 하는 소리가 들리고, 때로는 심한 호흡곤란이 있다.

2) 지속적인 천명의 원인

(1) 발성장애가 있을 때

성대의 운동 또는 형태 이상을 의미하며 이는 성대의 격막(얇은 막으로 성대의 일부가 막힌 것), 마비, 종양, 낭종이나 후두 이물 등을 생각해 보아야 한다.

(2) 정상 울음소리일 때

후두 연화증(후두조직이 너무 연약한 것), 성문하 격막, 성문하 협착 같은 후두나 기관지 질환, 혈관이상, 거설증(혀가 지나치게 큰 것)을 의미한다.

⸙ 천명의 성질과 협착 부위(발생원)

높은 음이 흡기 시에 들리는 경우에는 후두가 이상인 경우가 많다. 후두개, 후두개피열주름, 후두실, 성대, 성문하부위의 이상도 포함된다.

낮은 음으로 코골이 같은 진동적인 음은 인두나 굵은 기관에 분비물이 많을 때 들린다.

흡기 시에 높은 피치, 호기 시에 비교적 길고 낮은 피치의 음은 기관으로부터의 천명이다. 기관 내에 이물이나 잘 진동하는 육아조직 같은 것이 있으면 큰 천명으로 들리는 경우가 있다. 이는 흉강 전체가 공명하기 때문이다. 천명과 같은 음성의 이상이 있으면, 원인은 후두 가까이 있다는 것을 알 수 있다.

천명을 일으키는 질환

상기도에 협착을 일으키는 질환은 전부 천명을 일으킬 가능성이 있다. 질환 별 분류로는 선천성 질환, 염증, 종양, 외상, 이물 등과 부위별 분류로는 인두, 후두(성문상, 성문, 성문하), 기관, 두경부(내인성, 외인성), 종격 등이 있다. 원인질환으로서는 약 110 종류의 다양한 질환들이 알려져 있다.

진단과 치료

사람의 몸 전체기관 중 호흡을 위한 기도부위는 가장 일차적으로 중요한 부위 이므로 모든 천명은 세심한 진찰이 필수적이다. 주로 후두 부위의 진찰은 비 디오 화이버내시경 등의 내시경 기구를 통해 정확한 진단이 가능하며 상태에 따라 적절한 치료를 결정하게 된다. 치료법은 단지 관찰만 하는 것부터 적극적 인 수술적 치료를 해야하는 것까지 질환별로 다양하므로 천명의 정확한 원인을 찾는 것이 가장 중요하다.

15 급성후두염-가성크룹

유소아가 급성후두염이면 응급실을 찾아라

어떤 원인에 의해 후두부에 협착(폐색)이 생겨서, 기침, 쉰목소리, 천명(주로 흡기성 천명)을 동반하면서 심한 경우 호흡곤란을 호소할 때 이를 크룹이라 한다. 후두부위의 증상이 주이기 때문에 급성 후두염과 동의어로 생각해도 좋으나, 종래는 디프테리아 감염에 의한 것이 많아서 이것에 의한 것을 크룹이라고 하여 비(非)디프테리아성 크룹을 가성 크룹이라 하고 있다. 원인은 과반수 이상에서 바이러스성 후두염이지만 헤모필루스 인플루엔자균(B형)에 의한 경우도 있다. 또 이물에 의한 증상도 비슷하므로 감별 진단해야 한다. 증상유발은 겨울철에 많고 기타의 계절에는 적다. 연령적으로는 유소아, 특히 3개월~3세까지에서 호발하고, 학동기 이상에서는 극히 드물다.

✻ 증상

대부분 감기 증상(상기도 감염)에 이어서 발생한다. 수일에 걸쳐 기침, 경도의 발열, 식욕 부진 등이 있으며, 쉰 목소리, 기침과 함께 천명을 동반하게 된다. 천명은 야간에 많고, 아침이 되면 좋아지거나 없어지는 경우가 대부분이다. 호흡곤란을 꼭 동반하지는 않으나, 유아에서는 호흡곤란에 의하여 청색증을 나타내는 일도 있으므로 주의를 해야 한다.

유아에서 볼 수 있는 크룹은 주로 '후두기관염' 인데, B형 헤모필루스 인플루엔자균에 의한 세균성 크룹은 3~6세에서 볼 수 있고, '후두개염' 의 형태를 취한다. 갑자기 시작하는 고열(38℃ 이상)과 인두통을 호소하며 단시간 내에 호흡곤란을 나타내며 심각한 상태가 되기 쉽다.

✿ 치료

유소아에 많은 바이러스성 크룹은 야간에 많고 가족의 불안감을 유발하기 때문에 긴급히 응급실을 찾게 된다. 대부분은 안정하고 탈수를 교정하며 가습기를 사용해서 후두부를 가습하면 경쾌해진다. 호흡곤란이 심해서 청색증을 동반하면서 불안해하거나 흥분상태가 될 경우에는 입원하여 치료한다. 의식 장애가 보이게 되면 즉시 입원시켜야 한다.

1) 가습, 산소흡입

될 수 있는 대로 60% 전후의 고습도를 유지하면서 산소텐트에 수용한다. 증기흡입은 냉각시킨 것이 좋다. 호흡곤란이 심할 때는 조속히 산소흡입을 시킨다.

2) 에피네프린(보스민)

0.1% 에피네프린 0.005~0.01ml/kg를 피하주사 한다. 또 보스민의 흡입은 속효성 증상호전이 될 수 있다. 0.1% 에피네프린을 5배로 희석하여 1ml를 양압가압 네뷸라이저를 써서 흡입시킨다. 후두의 부종을 경감시켜서 효과를 보는 경우가 많다. 만약 1ml의 흡입으로 효과를 보지 못할 경우에는 다시 동량의 흡입을 시킬 수도 있다. 감염이 동반된 경우에는 효과가 없으므로 3회 반복해도 효과가 없을 경우에는 기관내삽관술을 시행하여야 한다.

3) 기관내삽관술

위급한 경우에는 임상증상만으로 판단하여 시행할 수도 있으나 될 수 있으면 혈액가스분석의 결과를 참고로 한다.

4) 수액

경과가 오래 갈 경우에는 경구 섭취가 되지 않으므로 탈수상태에 빠지기 쉽다. 정맥주사나 위내유치 카테터를 사용해서 수분을 공급한다.

5) 항생물질

후두 특히 후두개의 염증이 심해서 고열이 나며, 검사결과로서 세균감염을 의심하게 될 경우에는 항생제의 투여를 조속히 시행하는 것이 좋다.

6) 스테로이드

국소에 분무하는 방법과 주사하는 방법이 있다.

7) 기타

유소아는 종종 불안한 상태가 되기 때문에 진정제를 사용하는 일이 있는데 때로는 의식 수준의 판정을 방해할 수도 있으므로 필요 최소량만을 투여한다.

16 성대결절 및 성대폴립

쉰 목소리는 무리한 발성이 원인이다.

발성장애란?

발성장애란 소리의 구성요소인 음질, 높이, 세기(크기), 지속시간 등에 이상이 있는 것을 말하며 원인으로는 1) 발성기구인 후두에 병변이 있는 경우 2) 전신질환에 의한 경우 3) 기능성 발성장애를 가진 경우 등이 있다.

후두의 병변으로는 후두염, 성대결절 및 어린이 성대결절, 성대 폴립, 후두마비, 후두종양, 후두외상 등이 많고, 전신적 원인으로는 내분비(호르몬) 장애, 기능성 발성장애의 원인으로는 정신심리적 원인과 나쁜 발성습관의 모방(예: 특정 가수의 발성을 흉내내는 것) 등이 많다.

성대결절, 어린이 성대결절, 성대폴립

'성대결절'은 성대의 남용, 특히 높은 음의 과긴장성 발성(힘을 잔뜩 주어 소리를 내는 것)이 원인이다. 어린이에서는 남자에서, 성인에서는 여자에서 많은 편이며 주로 교사, 가수, 상업 종사자, 크게 소리치며 노는 어린이 등 '만성적'으로 성대남용을 하는 급한 성격의 사람에서 잘 생긴다. 어린이의 경우 감기 등 상기도 감염 시에 음성이 악화된 후 쉰 목소리가 그대로 지속하는 경우가 많다. 발성기능조절이 미숙한 상태에서 성격적으로 활동적이어서 큰 소리를 지르는 아이한테서 볼 수 있고, 알레르기성 체질, 만성 부비동염, 편도염, 대기

오염 등이 요인으로 여겨질 수 있다. 어린이 성대결절은 변성기가 되면 자연 치유될 가능성이 높은 것이 특징적이고 그 발생빈도는 어린이의 6.3% 정도로 여겨진다.

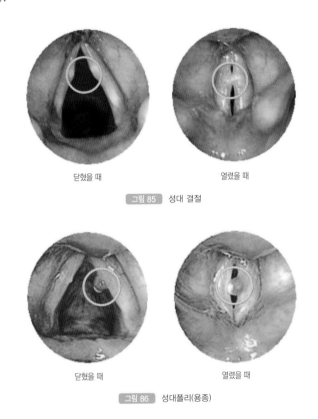

<table>
<tr><td>닫혔을 때</td><td>열렸을 때</td></tr>
</table>

그림 85 성대 결절

<table>
<tr><td>닫혔을 때</td><td>열렸을 때</td></tr>
</table>

그림 86 성대폴리(용종)

'성대폴립'은 성대의 남용, 특히 낮은 음으로 과긴장성 발성을 하는 성인에서 잘 생기고 어린이에서는 드물다. 성대의 점막하 모세혈관의 파열로 점막하 공간에 혈종이 생기고 이것에 의하여 성대에 물혹이 생겨서 적절한 발성이 되지 않는다. 성대폴립은 성대손상이 장기적이 아닌 단 한번의 큰소리를 낸 후에도 발생할 수 있고 상기도 감염 등에 의해서도 발생할 수 있다.

증상

주 증상은 쉰 목소리(애성)이며 성대결절의 경우 쉽게 음성이 피로해지며 고음에서 음성의 분열과 중복음이 있다.

성대폴립에서는 폴립의 크기와 위치에 따라 증세의 변화가 많아 거의 목소리의 변화가 없는 경우부터 폴립이 성대사이로 돌출하여 거의 목소리를 내지 못하는 경우까지 다양하다. 대부분이 쉰 목소리(애성)이며 쉽게 음성이 피로해지고 고음에서 음성의 분열과 중복음이 있어서 일반적인 대화나 노래를 부르기가 어렵다. 하지만 통증은 없고 암으로 진행되지 않으므로 암에 대한 걱정은 하지 않아도 된다.

진단

쉰 목소리의 출현시기와 환자의 성격, 생활환경의 문진이 중요하다. 성대의 병소를 확인하는 것이 필수적이며 방법으로는 간접후두 검사법, 직접후두 검사법, 화이버내시경 등을 시행할 수 있다. 최근에는 검사할 때에 환자가 큰 불편을 느끼지 않으며 정확히 병소를 진단할 수 있고 환자 및 보호자도 병변을 함께 관찰할 수 있는 비디오 내시경 검사를 많이 시행한다.

치료

잘못된 발성법을 고치는 것이 가장 중요하다. 특히 어린이에서는 너무 소리를 지르며 놀지 않도록 생활지도를 잘 해주어야 한다. 그리고 발성교정뿐만 아니라 수분 섭취를 충분히 하고 목의 점막을 마르게 하는 항히스타민제나 이뇨제 등은 복용하지 않는 것도 중요하다.

초기 병변은 성대 휴식을 위한 침묵요법(환자가 말을 하지 않도록 하는 것)에 의하여 소실되기도 한다. 학동기의 아동은 음성의 악화를 예방하면서 쉰목소리의 자연치유를 기대하며 변성기까지 기다리기도 한다. 상기도 감염 시에는 조기에 내원시켜서 적절한 치료(소염제, 항부종제의 투여)를 받게 한다. 발성지도를 하여 가능한 큰 소리를 내지 않도록 하는 것이 매우 중요하다.

그러나 성인환자에서는 대부분의 경우 수술적 치료가 필요하며 수술현미경 하에서 성대에 최소한의 외상을 주도록 하는 정교한 후두미세수술을 시행하여 병변을 제거하여야 한다. 수술 후 약 1~2개월 후까지 성대 사용을 최소화하고 건조한 공기를 피하는 것이 수술부위의 치유에 필수적인 사항이다. 성대에 무리가 가는 헛기침과 같은 비정상적 발성습관을 고쳐야 하며, 큰 소리를 치거나 비명을 지르는 것을 삼가야 한다. 속삭이는 소리는 도리어 성대에 좋지 않은 영향을 끼치며, 시끄러운 장소에서 대화하는 것을 피해야한다. 직업상 장시간의 상담 및 강의를 해야하는 경우, 상대와의 거리를 가깝게 하고 편안하고 긴장되지 않은 어조로 말해야 한다. 가능하면 마이크를 사용하도록 하고 불가피한 경우 직업을 바꾸는 것도 고려해야 한다. 언어치료사와의 상담을 통하여 자신의 발성습관의 문제점을 파악하여 교정을 받아야 할 경우도 있다.

어린이 성대결절의 경우 변성기가 되면 자연 치유되는 가능성이 높다고는 하나 쉰목소리가 심해 학교생활의 장애로 방치할 수 없는 경우 후두미세수술이 적응 될 수도 있다. 어린이 성대결절의 수술의 적응증을 열거해 보면 다음과 같다.

1) 3개월 이상의 침묵요법으로 완쾌되지 않는 경우
2) 결절에 반흔 형성이 있는 경우
3) 보존적 요법 중에 반복적 음성외상(vocal trauma)에 의해 기질적 장애가 일어날 가능성이 있는 경우
4) 수술 후 음성치료가 가능한 경우(따라서 수술시기는 방학 등의 기간을 이용하는 것이 좋다)

예방법(목소리의 관리 어떻게 해야 할까 참조)

1) 교사 등 직업상 말을 할 때에는 마이크, 메가폰 등의 확성기를 사용한다.
2) 힘을 들이지 않고 말하는 방법을 배운다.
3) 주변사람들에게 자신이 흥분하는 경우 주의를 상기시켜 줄 것을 부탁한다.
4) 금연하고 되도록 흡연구역을 피한다.

음성치료란?

지나친 목소리 사용이나 잘못된 목소리의 사용 등이 주 원인인 성대의 사용방법에 문제가 있어서 생긴 음성장애의 경우에 환자 개인에게 자신이 갖고 있는 발성 환경에서 가장 이상적인 발성을 하도록 도와주는 것이다. 여러가지 발성에 장애가 되는 원인들을 찾아내고 그 정도를 줄여 주며, 올바른 발성법을 습득하게 하여 정상적인 음성을 찾도록 도와주는 치료법이다.

음성치료는 무엇보다도 치료를 받으려는 환자의 노력과 의지가 치료효과에 결정적으로 중요한 변수가 된다. 음성치료의 진행을 일반적으로 일주일에 1회 내지 2회를 한번에 30여 분씩 소요되며 적어도 10주 내지 12주 동안 꾸준히 해야 한다. 목소리 이상의 종류와 정도에 따라 치료기간이 달라질 수 있다. 치료가 진행되는 중에 이비인후과 전문의에 의한 정규적인 진료로 상태의 호전정도 등을 진단받는다.

음성치료의 도움을 받을 수 있는 분들은 다음과 같다.

▶ 음성장애가 있는 아동 및 성인
▶ 교직자, 성직자, 가수(성악, 국악, 대중가요), 연극인, 방송인, 법조인, 외판 사원 등
▶ 음성수술 전후의 준비기간 및 회복기 환자

17 성대마비

성대 수술로 목소리를 조율한다.

성대 마비란?

음성은 양측의 성대가 서로 가까워져서 폐의 호기압(숨을 내쉴 때 발생하는 압력)에 의해 떨려서 발생된다. 소리를 내는 데 작용하는 후두의 근육은 미주 신경(10번 뇌신경)의 분지인 반회신경에 의하여 조절된다. 따라서 이 신경이 마비되면 성문 폐쇄가 불완전하게 되어 대부분 발성장애(쉰 목소리, 애성)를 초래하게 되며, 양측 성대가 한 가운데서 마비되면 발성장애는 물론이며 호흡 장애까지 오게 된다.

원인

중추성 마비와 말초성 마비가 있으며 가장 흔히 볼 수 있는 것이 말초성 마비인 반회신경 마비이다. 반회신경은 뇌에서 나와 목을 거쳐 가슴의 대동맥을 돌아서 다시 올라가 목의 후두에 이르게 된다. 반회신경은 여러가지 원인에 의해 마비가 될 수 있다. 종격동, 기관지, 갑상선 등의 종양이나 수술의 후유증, 전이성 경부종양, 경부외상, 대동맥류, 흉막유착, 폐암, 식도암, 심장수술, 폐수술, 식도나 위 수술 등이 원인이 될 수 있으며 또한 다발성 신경염이나 바이러스 감염으로도 올 수 있다.

증상과 진단

마비된 성대의 위치와 일측 또는 양측마비의 정도에 따라 차이가 있으나 양측 정중위에서의 마비를 제외하고는 발성 시 성문폐쇄가 불완전하고 성대근육의 긴장도가 저하되어 쉰목소리가 생기고 발성시간이 짧아지고 고음발성이 어려워진다. 심한 경우에는 인후두의 감각저하 때문에 오연(기도로 음식물 등의 이물이 들어가는 것), 폐렴이 발생하기도 한다. 양측 정중위 마비에서는 호흡곤란이 초래되므로 기관 절개술이 필요하게 된다.

진단은 내시경을 이용하여 쉽게 확인할 수 있다. 성대마비를 일으킨 원인을 찾아내기 위한 방사선검사, 컴퓨터 단층촬영, 식도 및 위내시경, 기관지내시경, 갑상선의 초음파검사 및 방사선 동위원소검사 등이 필요하다.

예후

큰 수술을 받기 위해 기관내 삽관마취 후에 생긴 마비, 바이러스성 신경염에 의한 마비는 예후가 좋다. 또한 후두검사로 성대마비가 정중위이거나, 성문폐쇄기가 길고, 발성시 점막파동이 현저하여도 예후가 좋다. 외상이나 수술로 신경이 완전히 절단되거나 암의 침윤으로 인한 마비, 뇌졸중 등 중추성 마비는 예후가 좋지 않으며 발병 후 6개월 이상 경과되어도 회복가능성은 적다.

치료-음성외과

치료는 원인이 되는 질환을 치료하는 것이 중요하며 보존적, 이학적 요법을 약 1년 정도 시행하여도 증상의 개선이 없을 때에는 수술적 치료를 고려한다. 위축된 성대에 테플론, 콜라겐, 자가지방 등을 주입하거나 갑상연골성형수술 (thyroplasty)이나 피열연골의 내전술로 음성회복 및 성대폐쇄의 회복을 도와준다. 급성기에 오연이나 폐렴이 심한 경우에는 지방이나 젤폼(gelfoam ; gelatin sponge) 삽입술을 시행하여 일시적으로 성대폐쇄를 도모한다. 급성기의 오연이나 폐렴은 시간이 지나면 반대측의 건전한 성대가 보상적 운동을 하여 호전되는 것이 일반적이기 때문이다. 양측성대마비의 경우에서 호흡곤란이 심하면 레이저를 이용한 성문개대술이나 기관절개술을 시행하게 된다.

18 변성기의 진단과 지도

변성기는 누구에게나 찾아온다.

변성은 사춘기에 일어나는 제 2차 성징의 하나인 음성의 변화로서 남자에선 보통 12~13세 경에 시작하고 여자에선 이보다 조금 앞서 시작한다. 그러나 변성이 시작되는 시기는 인종, 생활환경에 의해서도 좌우되며 시기가 일정하지는 않다. 이 시기에는 남자에선 후두의 외부가 급속하게 성장함으로써 후두는 융기해 소위 '아담의 융기'를 형성한다. 이와 동시에 성대도 그 길이, 폭, 두께가 커지게 되는데 후두 외부의 급격한 성장과 비교해서 성대의 성장이 느려서 균형이 무너질 경우에는 음성장애를 가져오게 된다.

변성장애(천연성 변성장애)

변성은 누구나 한번은 거치는 과정이며 남성에선 1옥타브, 여성에선 약 3도의 화성의 저하가 일어나는데 음성이 낮아지면서 고정되기까지의 시기는 사람에 따라 틀리며 수주부터 수개월까지 기간은 다양하다. 여성에선 초경 전에 시작한다고 하나, 남성에선 다른 성적 성숙과의 관계가 많이 밝혀지지 않았다.

변성장애, 또는 천연성 변성장애로 불리고 있는 것은 변성기의 기간이 1년 이상 계속되는 것을 말한다. 변성기 음성의 특징은 한번 듣고서 그 특징을 알 수 있을 정도로 진단은 비교적 용이하며 또한 단 하나의 증상일 경우가 많다. 따라서 전형적인 예의 녹음 테이프를 들어보면 진단에 도움이 된다.

변성기의 초기에는 고음은 나오지 않고 소리의 윤기가 없어진다. 약간의 애성(쉰 목소리)의 느낌만 있다. 중기에선 더 한층 고성을 낼 수 없게 되며 애성이 된다. 환자 자신은 이전의 소리를 유지하려고 해서 종종 목소리의 변화가 일어난다. 따라서 회화 중에 요-델과 같은 소리(jodelnde Stimme)를 내는 경우도 있다. 후기에 이르면 소리는 낮아져서 성인남자의 소리가 된다. 이와 같은 변화는 남자에 있어 특징적이며 여자에서도 일어날 수 있으나 보통은 자신도 깨닫지 못하는 경우가 많다. 변성장애는 중기의 변화가 장기간 지속될 경우이며 이 시기의 후두의 소견으로서는 염증이 보이는 경우도 있으나 발성시에 성문후부에 3각형의 간극이 보이는 수가 있어 이것을 변성삼각이라 부른다.

사춘기 특유의 심리상태도 중요하며 특히 아이가 어른으로 변해가는 것에 대한 거부적인 심리 또는 어떤 종류의 부끄러움 등도 영향을 준다.

변성장애에 대한 지도

변성은 생리적인 현상으로 누구나 다 겪게 되는 것이기 때문에 결코 부끄러워 할 일이 아니다. 따라서 다른 친구들에게도 언젠가는 같은 현상이 생긴다는 것을 설명해 줄 필요가 있다. 본인이 노래를 좋아해서 합창 등을 할 때에는 큰 소리로 발성을 계속하는 것은 삼가할 필요가 있다. 변성의 중기가 되어서 소리가 변화를 반복하면 노래는 일시 중지하고 상태를 관찰한다. 대개는 여름방학이나 겨울방학이 끝날 무렵 목소리가 변해서 등교하는 수가 많다. 후기에서는 다시 낮은 소리의 발성훈련을 서서히 시작하는 것이 좋다.

장기간에 걸쳐서 지연될 경우에는 발성 시에 손가락으로 갑상연골 절흔부(아담의 융기의 맨 위에 움푹 들어간 부분)를 후하방으로 압박하는 방법(Kayser-Gurzmann법)이나 갑상 연골판을 손가락 끝으로 좌우에서 압박하는 방법 등이 도움이 되기도 한다. 즉 지성의 발성이 곤란한 경우 전근(윤상갑상근)과 같이 음성의 피치에 관여하는 성대내근이 성대근(갑상피열근)과 같은 성대의 긴장에 관여하는 근육의 긴장보다 우위이기 때문에 생기는 것으로 여겨지므로 갑상연골을 기계적으로 눌러서 편하게 지성을 내게 하는 방법이다. 이 방법은 극적으로 유효할 때가 있어서 한번 나온 지성(地聲)을 본인에 자각시켜서 집에서도 자기가 후두를 압박해서 발성하도록 훈련시키면 다음부터는 완전히 지성으로 이야기 할 수 있게 되는 것을 종종 경험한다. 어쨌든 예후는 좋으므로 꼭 시험해 볼만한 방법이다.

19 쉰 목소리(애성)의 예방과 치료

쉰 목소리의 여러 가지 원인과 치료

애성이란?

애성은 목소리의 변화를 나타내는 용어이다. 목소리의 이상은 호흡음처럼 거치른 소리나 긴장된 소리처럼 들리고 때로는 시끄럽게 또는 고성으로 들리기도 한다. 목소리의 변화는 보통 발성기관인 성대의 이상 때문이다. 호흡하는 동안 양측의 성대는 벌어져 있으나, 말을 하거나 노래를 할 경우 양측의 성대가 서로 붙게 되면서 숨을 내쉬는 압력에 의하여 진동하며 소리가 나게 된다. 이때 성대의 진동속도가 빠르면 빠를수록 고음의 소리가 나고, 성대가 붓거나 혹이 있으면 성대가 완전히 붙게 되지 않아 목소리의 변화가 오게 된다.

애성의 원인은?

애성의 원인은 많이 있으나 다행히 대부분은 심각한 원인이 아니며 짧은 기간 동안에 없어지게 된다. 가장 흔한 원인으로는 급성후두염이며 감기, 상기도 감염 또는 성대의 남용(예를 들어 노래방에서 큰 목소리로 노래를 한다거나 또는 록 콘서트에서 괴성을 지르는 경우)에 의하여 성대가 부어서 생기는 경우이다.

오랜 기간 동안의 애성은 목소리를 너무 자주 사용하거나 너무 큰 소리를 내거나 하는 경우에 생기는데 이런 경우 성대에 결절이 생길 수 있으며 그 크기가 커지거나 폴립으로 변화할 수도 있다. 성대결절은 큰 목소리를 자주 내는 어린이나 어른에서 흔하다.

후두 백반증은 성인에서 볼 수 있는 애성의 원인이며 아주 드물게 암으로 변화할 수 있으므로 유의를 요한다.

노인에서 애성의 흔한 원인은 '위식도 역류'인데 위산이 식도로 역류되어 성대를 자극하여 생기게 된다. '위식도 역류'와 관련된 목소리 변화를 가진 환자의 대부분은 흉통을 호소하지 않는데, 이런 경우 목소리는 아침에 악화되었다가 시간이 지남에 따라 나아지며 이런 환자들은 목에 이물감을 호소하기도 한다.

흡연은 애성의 또 다른 원인으로, 흡연이 인후두암의 주요 원인이기 때문에 흡연하는 사람에서 애성이 생기면 반드시 이비인후과 의사를 찾아야 한다. 그 외 애성의 원인으로는 알레르기, 갑상선 이상, 신경과적 이상, 성대에 상해를 입은 경우 등이 있고 일부 여성에서는 정상적인 월경주기 때에도 나타날 수 있다. 또한 점점 나이가 들면서 성대근육의 탄력성이나 긴장도가 떨어지면서 대부분의 사람에서 약간의 목소리 변화가 나타나게 되고, 젊을때 발견되지 않던 성대구증(성대 중간에 홈이 파인것 처럼 보이는 증상)이 나타나기도 한다.

❋ 언제 이비인후과 의사를 찾아야 하는가?

▶ 애성이 2~3주 이상 지속될 때

▶ 애성과 함께 감기 이외의 다른 원인에 의한 통증이 동반될 때

▶ 객혈(기침과 함께 피가 나는 증상)을 할 때

▶ 침을 삼키기 어려울 때

▶ 목에 혹이 생긴 것 같은 증상이 느껴질 때

▶ 몇 일 이내에 목소리가 전혀 나오지 않거나 심한 목소리 변화가 있을 때

❁ 어떻게 애성을 검사하는가?

이비인후과 의사가 당신의 인후 뒤쪽에 거울을 놓고 성대를 보거나 때로는 코를 통해 또는 입을 통해서 후두 내시경을 집어넣어 성대를 본다. 이러한 진찰 방법은 불편하지 않으며 대부분의 환자에서 잘 참을 수 있는 검사법이다. 때로는 목소리를 분석하기 위하여 특수검사(음향 분석법)가 필요하기도 하다. 이들 진찰법에 의하여 애성의 진단과 치료의 방향을 정하게 된다.

❁ 어떻게 애성을 치료하는가?

애성의 치료는 원인에 따라 달라지지만, 단순히 목소리를 쉬게 하는 것으로 치료가 될 수도 있다. 이비인후과 의사는 발성습관에 대해 조언을 해주고 성대 결절 또는 폴립이 발견 될 경우 수술로 치료하기도 한다. 금연은 모든 환자에서 지켜야 할 권고사항이다. 발성, 언어 전문가들이 잘못된 발성 습관을 고쳐서 애성의 교정에 도움을 줄 수 있다.

20 목소리의 관리, 어떻게 해야 할까?

올바른 목소리의 관리 방법

목소리가 듣기 좋지 않게 변하는 것은 목소리가 중요한 일부 직업 종사자가 아니라도 무척 신경 쓰이는 일이다. 그렇다면 어떻게 해야 아름다운 목소리가 변하지 않도록 할 수 있을까? 이에 대한 내용을 점검하기로 한다.

올바른 목소리의 사용법

▶ 긴장하지 말고 안정된 상태에서 확실히 그리고 천천히 이야기한다.
▶ 대화상대가 듣기 쉬운 적당한 거리를 유지한다.
▶ 대화에 적당한 장소에서 이야기하도록 한다. 즉 소음이 큰 장소에서 이야기하지 않도록 한다.
▶ 편안한 목소리로 이야기하거나 노래한다.
▶ 부득이 넓거나 시끄러운 장소에서 이야기를 해야 하는 경우에는 무리하게 소리치지 말고 마이크나 확성기를 사용하는 것이 좋다.
▶ 너무 장기간 이야기하지 않는 것이 좋다.

잘못된 목소리의 사용법

▶ 습관적으로 기침을 하거나 목을 가다듬는 것
▶ 힘을 주어 말하거나, 목소리를 아낀다고 일부러 속삭이며 말하는 것

- ▶ 너무 장시간 이야기 하는 것
- ▶ 목에 힘을 주면서 큰소리를 지르거나 울부짖는 것
- ▶ 운동을 하면서 구령을 크게 하거나 소리치는 것
- ▶ 화가 나거나 흥분해서 소리치거나 빨리 말하는 것
- ▶ 이상한 소리를 흉내내거나, 자신의 목소리보다 높거나 낮게 말하는 것
- ▶ 시끄러운 곳에서 크게 이야기하는 것
- ▶ 피곤할 때 많이 이야기하는 것
- ▶ 극단적으로 높은 소리와 낮은 목소리를 내는 것
- ▶ 후두염에 걸렸을 때 말을 많이 하는 것
- ▶ 이상한 남의 목소리를 많이 흉내내는 것

목소리를 나쁘게 하는 대표적인 원인들

- ▶ 지나친 흡연과 음주, 특히 음주 시 큰 소리 치고 크게 노래 부르는 것
- ▶ 혼탁한 공기나 소음 환경에서의 대화
- ▶ 무리한 기침이나 가래를 뱉으려고 하는 습관성 기침
- ▶ 목과 후두의 염증
- ▶ 힘을 주어서 배변하거나 무거운 물건을 나르며 기합을 주는 일

성대에 이상이 있는 환자가 주의해야 할 사항

1) 환경개선

- ▶ 건조한 실내에서는 가습기를 이용한다.
- ▶ 먼지나 대기오염이 많은 곳에서는 마스크를 착용하도록 한다.
- ▶ 소음이 많은 곳에서는 과도한 발성이 되므로, 조용한 곳으로 이동한 후 말을 하도록 한다.

2) 행동개선

▶ 습관적으로 목을 가다듬거나 헛기침 하는 것을 자제하고 대신 하품을 크게하거나 침을 삼키거나 또는 물을 마시도록 한다.

▶ 담배를 피우는 경우는 금연하도록 하고 무거운 물건을 직접들거나 당기지 않는다.

3) 발성습관의 개선

▶ 큰소리로 말하거나 연이어 오랫동안 말하지 않도록 한다.

▶ 흥분한 상태나 운동 후 숨이 찬 상태에서는 발성하는 것은 좋지 않다.

▶ 일부러 중얼거리거나 속삭이듯 발성하는 것이 오히려 성대에 무리를 줄 수 있다.

4) 신체적인 개선

▶ 습윤을 유지하도록 생수를 하루에 8잔 이상씩 마시도록 한다.

▶ 적어도 이틀에 한번씩 수분간 김을 쏘이는 습포를 하는 것이 도움이 된다.

▶ 카페인 음료는 피하도록 한다.

▶ 피로한 상태나 스트레스 상태에서 말을 많이 하지 않는다.

5) 위산역류가 있는 경우

▶ 약물복용과 함께 위산역류를 유발하기 쉬운 음식은 피하도록 한다. 예를 들면 양념이 강한 음식, 기름진 음식, 커피, 술, 탄산음료, 오렌지 주스, 초코렛, 목캔디 등은 피하도록 한다.

▶ 과식이나 잠자기 전 2시간 내에는 음식을 삼가도록 한다.

▶ 체중이 급격히 늘지 않도록 하고, 취침시 머리를 15~25cm 높이고 취침한다.

▶ 몸에 꼭 끼는 옷은 피한다.

▶ 흡연 및 음주는 피한다.

직업적 음성 사용자들이 지켜야 할 사항들은 다음과 같다.
(정옥란: '직업적 음성사용자'에서 인용)

(1) 수술을 받을 경우 기관삽입(intubation)은 반드시 잘못된 기관삽입이 성대에 미칠 수 있는 위험성과 그 결과에 대해 잘 알고 있는 전문인에게 의뢰할 것을 요구한다.

(2) 자신에게 맞는 음도로 말한다.

(3) 노래를 부를 때와 마찬가지의 호흡에 의거해 말한다.

(4) 충분한 휴식을 취한다.

(5) 긍정적인 사고방식으로 행복한 생활을 한다.

(6) 충분한 호흡에 의거해 많이 웃는다.

(7) 스트레스를 피한다.

(8) 오염된 공기와 매연이 있는 장소를 피한다.

(9) 마치 허리 안쪽 주위에 튜브가 둘러져 있는 듯, 배로 숨을 들이쉴 때는 배가 불러오고 배로 숨을 내쉴 때는 배가 홀쭉해지게 한다.

(10) 양질의 영양섭취를 한다.

(11) 공연 전 유제품 섭취를 삼간다.

(12) 신체를 매우 귀중한 악기처럼 생각한다.

(13) 겨울철에 실내에 적절한 습도를 유지시킨다.

(14) 하루 8컵 정도의 충분한 물을 마신다.

(15) 소변 색깔이 투명할 정도로 수분섭취를 해준다.

직업적 음성사용자들이 제한해야 할 사항들은 다음과 같다.
(정옥란: '직업적 음성사용자'에서 인용)

(1) 담배나 대마초를 피지 않는다.

(2) 마약을 하지 않는다.

(3) 알콜섭취를 음성사용이 필요한 전 날 혹은 당일에 하지 않는다.

(4) 공연 전에 커피를 삼간다.

(5) 응원단장의 역활을 피한다.

(6) 스포츠게임에서 함성을 지르지 않는다.

(7) 소음이 많은 클럽이나 술집에 가지 않는다.

(8) 버스 안에서 혹은 비행기 안에서 대화하지 않는다.

(9) 소음이 많은 환경에서 애써 상대에게 뜻을 전달하지 않는다.

(10) 재채기를 하면서 소리를 내지 않는다.

(11) 하품하면서 소리를 내지 않는다.

(12) 공연 전날 밤샘하지 않는다.

(13) 야외에서 노래하지 않는다.

(14) 기침을 자제한다.

(15) 지속적으로 목청을 가다듬지 않는다.

(16) 침을 삼키면서 목이 아플 정도라면 노래를 일체하지 않는다.

(17) 감기나 후두염이 있을 때 많이 얘기하지 않는다.

(18) 편안한 톤보다 높은 톤 혹은 낮은 톤으로 노래하지 않는다.

(19) 심하게 노래하지 않는다. 노래 후에 목쉰 소리가 난다면 뭔가 심각하게 문제가 있는 것이다.

(20) 큰 소리로 장시간 속삭이지 않는다.

(21) 흡기하면서 가슴이나 어깨를 들썩이지 않는다.

(22) 헤비메탈 성향의 보컬리스트가 될 때는 심각하게 고려해 본다.

(23) 벨트 음성*을 사용하지 않는다.

(24) 무거운 물체나 역기를 들지 않는다.

(25) 고함을 지르지 않는다.

(26) 큰 소리로 울지 않는다.

(27) 편안한 음도보다 낮은 음도로 혹은 높은 음도로 말하지 않는다. 다소 놀랐을 때 내는 "흠~~~"이 개개인에게 자신에게 맞는 최적의 음도이다.

(28) 자연스러운 대화음성을 애써 바꾸려 하지 않는다. 성적인 매력이 있는 음성 혹은 남성적인 목소리를 내기 위해 특이한 방식으로 말하지 않는다.

(29) 공연이 있는 날에 많이 얘기하지 않는다.

(30) 말이 많고 빠르고 음도와 강도가 높은 사람과 언쟁하지 않는다.

---

* 벨트 음성: 자신의 키에 맞지 않는 리듬과 곡조의 노래를 힘주어 노래부르며, 마치 목소리를 음악에 맞추어 내는 경우를 말한다.

21 후두미세수술

성대의 수술은 대부분 수술현미경을 사용하는
후두미세수술이다.

후두란?

후두는 구강과 기관을 연결하는 기도의 일부로써 호흡의 통로이며, 음식물이 기도로 들어가는 것을 막는 방어작용, 음식물을 삼키는 연하작용의 보조적인 역할, 발성 등의 기능을 한다. 후두에 이상이 생긴 경우 대부분 목소리에 이상(쉰 목소리)이 생기거나 목에 이물감이 생겨서 쉽게 환자 자신이 알게 되고 따라서 비교적 조기에 진찰을 받고 치료받을 수 있는 부위이다. 쉰 목소리 즉 애성의 원인은 여러 가지가 있는데 후두염, 후두폴립, 성대종양 등 후두의 염증, 종양, 외상 등으로 인한 경우, 성대마비 등 후두근에 대한 신경지배의 장애로 인한 경우, 그리고 발성기관의 과로로 인한 경우 등이 있다.

후두미세수술이란?

쉰 목소리를 호소하며 병원에 온 환자들은 후두내시경 또는 간접 후두경 등을 이용하여 성대 부분을 직접 보고 관찰하여 병변의 진단이 비교적 쉽고 간편하다. 성대에 이상이 있어서(성대 폴립, 성대 결절 등) 수술적 처치가 필요한 경우 병변 부위가 소리를 내는 성대이므로 주의하여 수술하지 않으면 수술 후 증상의 호전을 기대하기 어려우므로 전신마취 하에 수술현미경을 이용하여 병변 부위를 확대하여 입체적으로 보면서 미세수술기구와 레이저를 사용하여 세밀하게 수술을 시행하는 것을 '후두미세수술' 이라 한다.

후두미세수술의 적응증

후두미세수술은 후두에 생긴 거의 모든 질환이 포함된다고 볼 수 있는데 가장 많은 경우는 성대폴립(혹)이나 결절이며 그 외에도 성대부종, 후두 유두종, 상피증식증, 후두 육아조직 증식증, 후두낭종 등이 있으며 초기의 후두 및 하인두암의 경우에도 사용할 수 있다.

후두미세수술의 장점

수술 현미경 하에서 미세수술 기구와 레이저 광선을 이용하여 정밀하고 정확하게 조직에 최소한의 외상을 주면서 병변을 완전히 제거하는 정교한 수술이 가능하고, 외부절개는 가하지 않으므로 외상(흉터)이 남지 않으며, 후두의 기능이 최대한 보존되고, 수술 후 조기 퇴원이 가능한 장점이 있다.

특히 인후두의 초기암은 목의 외부에 절개 없이 현미경하에서 레이저로 암조직을 완전하고 충분히 절제하므로 후두의 기능을 최대한 유지시키고, 입원기간도 대폭 단축되며, 목의 외부에 상처가 없이 치료할 수 있는 비침습수술(less invasive surgery)의 대표적인 경우라 할 수 있다.

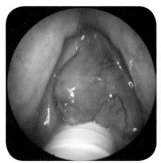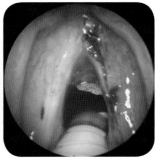

그림 87 범발성 폴립(우측)의 수술 전, 수술 후

22 레이저(Laser) 수술

주의! 레이저가 만능이 아니다.

✤ 레이저 수술이란?

레이저(Laser)란 "방사선의 유도방출에 의한 빛의 증폭"(Light Amplification by Stimulated Emission of Radiation)이란 영어의 머리글자를 따서 만든 용어이다. 레이저 광선은 일반 전구(전등)나 촛불과는 달리 퍼지지 않고 곧게 일정한 방향으로 진행하므로 집광 렌즈를 사용하여 광선을 모으면(집속하면) 초점 부위에서 극히 높은 에너지를 얻을 수 있다. 이 에너지가 대부분 수분으로 구성된 생물체에 작용하면 순간적으로 수분이 증발하여 조직이 기화소멸하게 되므로 이 원리를 수술에 이용하는 것이다. 즉, 종전의 수술칼(메스) 대신 레이저로 조직을 자를 수 있고 조직을 증발시키기도 하여 수술에 이용하는 수술도구의 하나이지 레이저 자체로 병을 치유시키는 것이 아니다.

✤ 레이저 수술의 장점

▶ 무혈수술이 가능하다. 단, 큰 혈관인 경우에는 출혈이 있다.

▶ 수술시 출혈이 없으므로 병변을 정확하게 제거할 수 있다.

▶ 구강, 후두 등 기능 보존이 필요한 미세수술에 유리하다.

▶ 다른 수술방법보다 수술 후 염증이 경미하고 통증이 적다.

▶ 수술 후 흉터가 적다.

▶ 일반 수술방법보다 입원기간이 짧거나 필요하지 않을 수도 있다.

레이저 수술의 단점

▶ 재래식 절개방법(수술칼, 전기메스)보다 절개속도가 느리다.

▶ 레이저광이 수술부위 이외의 곳에 닿지 않도록 주의해야 한다.

▶ 구강, 후두의 수술시 전신마취의 경우는 특수한 마취튜브를 사용해야 한다.

▶ 기계가 비싸다.

이비인후과에서의 적응질환

귀, 코, 구강, 인후두, 기관, 두경부 등 매우 광범위하게 많이 사용하고 있다.

▶ 귀질환: 이소골 수술, 청신경 종양, 전정신경 절제술, 고실 성형술

▶ 코질환: 비후성 비염, 알러지성 비염, 혈관 운동성 비염, 코피, 내시경적 부비동 수술

▶ 구강, 인후두질환: 궤양, 유두종, 백반증, 낭종, 혈관종, 편도 및 아데노이드 수술, 구개인두성형술(코골음 수술), 후두 양성 종양

▶ 두경부 종양

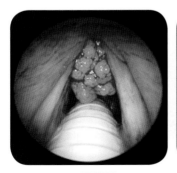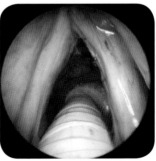

그림 88 후두유두종 – 수술 전, 레이저조사 후

레이저가 만능이 아니다

최근 들어 방송을 비롯한 각종 언론 매체를 통하여 레이저 수술이 소개되면서 일반인들의 레이저에 대한 관심이 부쩍 높아졌으나 이해가 부족한 것이 사실이며 자칫 레이저의 남용이 우려되고 있다. 한 예로 성대수술에 대한 무분별한 레이저 사용은 오히려 회복 불가능한 더 나쁜 음성이 될 수도 있는 것이다. 그러므로 레이저의 적응이 되는 질환을 잘 선별한 후, 숙련된 의사에 의한 정확한 시술이 필수적이다.

23 침샘(타액선)의 질환

하루 1,500ml의 침, 침샘이 건강해야 한다.

✤ 침샘의 위치와 기능

침샘은 입안과 목 주변에 위치하는데 중요한 침샘은 이하선, 악하선, 설하선 등의 3가지이다. '이하선'은 귀의 아래에 있으며 가장 크다. 물같이 맑은 장액성 타액을 만들어 두 번째 윗 어금니의 맞은 편 뺨의 점막에 있는 개구부를 통하여 분비한다. '악하선'은 이하선의 약 반정도의 크기로 혀 아래 부위 외측에 있으며 점액성 타액을 분비한다. 악하선은 혀의 아래에 있는 점막에 개구부가 있어 타액을 분비한다. '설하선'은 혼합성 타액을 만드는 침샘이며 혀 아래 점막의 직하부에 있어서 악하선의 개구부를 공유하고 구강저에 여러 관으로 분비한다. 이러한 3개의 주요 침샘 이외에 100여개의 작은 침샘들이 있는데 이를 소타액선이라 한다. 이는 입술과 구강 그리고 목안의 점막에 위치한다. 이러한 침샘에서 하루 약 1,500ml정도가 분비된다. 이하선, 악하선이 각각 45% 정도씩 분비되는데 음식을 먹을 때는 이하선이 주요 기능을 하고 평상시에는 악하선이 주로 분비를 담당한다.

타액에는 탄수화물을 분해하는 아밀라제 효소, 항균작용을 갖는 리소자임 효소, 항바이러스 항균작용이 있는 분비형 IgA 등 다양한 성분들이 있다. 타액은 구강, 인두 및 식도로 음식물의 운반을 원활하게 하며 음식물을 녹여서 미각을 도우며, 녹말을 분해하여 탄수화물 대사가 구강에서부터 시작되게 한다. 타액은 또한 음식찌꺼기, 점막에서 떨어져 나온 상피조직 및 세균을 희석시키고

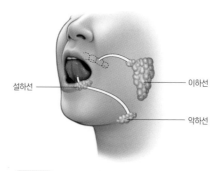

설하선 ── 이하선

── 악하선

그림 89 주요 타액선(침샘)의 위치 및 분비관의 개구부위

제거하여 구강 및 인두를 보호하고 방어한다. 뜨거운 물질은 타액으로 온도를 낮추고 리소자임은 세균에 대한 방어기능을 한다. 또한 토하기 전에 타액분비를 증가시켜서 위산으로부터 구강을 보호한다. 그리고 치아가 썩는 것을 예방하는 기능이 있다. 사람이 구강이나 인두의 갈증을 느낌으로써 물을 마시게 되는 것은 체액조절에 매우 중요한 기능이다. 체액이 감소되면 타액선이 탈수상태가 되어 타액분비가 감소되고 이로써 갈증이 생기므로 수분을 섭취하게 되는 것이다.

입이 마르다라고 하는 것과 목이 마르다라는 것은 다르다. '목이 마르다' 라고 하는 것은 운동한 후이거나 당뇨병환자의 경우처럼 체내 수분의 부족 때문이며, '입이 마르다' 라고 하는 것은 침이 잘 나오지 않아 구강이 건조되어 나타나는 증상이다. 예로서는 자가면역질환으로 40~50세의 여성에 많은 쉐그렌증후군이 있다. 타액선뿐만 아니라 눈물선도 침범되어 입만이 아니라 눈도 건조해진다. 기타 고혈압약이나 항히스타민제의 복용 후, 긴장하거나 놀라던가 해도 입은 마른다. 일반적으로 30세를 넘으면 타액선의 기능이 저하하고, 고령자는 입이 마르다라고 호소하는 사람이 많아진다. 그렇게 되면 음식이 넘어가기 어려워져서 목에 걸리기 쉽고 가래가 목에 걸리고 공기가 건조하면 목이 아프게 된다. 슈가껌, 신맛이 나는 사탕, 비타민C 제제를 씹거나, 구강청결제로 가글하는 것 등이 도움이 된다.

침샘의 이상소견

1) 폐쇄

침의 흐름이 폐쇄되는 것은 주로 이하선과 악하선에서 일어나는데 보통 결석(타석이라고 함)으로 인하여 생긴다. 증세는 식사를 할 때에 특징적으로 나타난다. 식사시 침이 관을 통해 나오지 못하기 때문에 침샘이 붓게 되고, 진행이 되면 통증을 동반하게 된다. 식사 후 한참 지나면 저절로 가라앉는 일이 많다.

2) 염증

결석이 관을 완전히 폐쇄하지 않으면, 주요 타액선은 식사하는 동안 부었다가, 식사가 끝난 후에는 점차 가라앉게 된다. 이렇게 침샘에 침이 비정상적으로 고이면 쉽게 감염이 된다. 감염이 되면 부어오르면서 염증이 생기고 통증이 심해진다. 일부 사람에서는 침샘의 관 자체가 비정상적으로 좁아서 침샘의 폐쇄 증세가 나타나고 감염이 생기기도 한다.

3) 감염

가장 많은 침샘의 감염질환은 이하선에 생기는 '유행성 이하선염(일명 볼거리)'이다. 소아에서 많이 오지만 성인에서도 올 수 있다. 이하선이나 악하선 근처에는 림프절이 존재하는데 이러한 림프절들에 염증이 생기면 이하선이나, 악하선 부위의 동통성 종창을 나타낸다.

4) 반복성 이하선염

열살 이하의 아이들에게 많고, 환자의 약 90%가 타액을 구강으로 배출하는 관이 확장되어 있는(전문적으로는 타액관미만확장증) 상태의 질환이다. 타액선의 배출관이 왜 확장이 되어있는지는 불분명하다. 나이가 많아짐에 따라 증세는 경하게 되며 13세 이상에서는 대개 없어진다. 되풀이되는 이하선의 통증과 붓기, 이하선을 압박하면 개구부로 흘러나오는 농성 타액, 타액선 조영검사에 의한 타액선의 점상음영으로 쉽게 진단할 수 있다.

타액관 말단이 넓어져 타액의 흐름이 나빠지면 입안의 세균이 타액선에 들어가서 염증을 일으키기 쉽다. 따라서 타액의 흐름을 개선하는 것이 예방의 지름길이다. 츄잉껌, 신맛이 나는 사탕, 비타민C 등을 입에 넣고 씹을 때에 보호자가 이하선부위의 맛사지를 10분정도 해 주도록 교육한다. 물론 입안을 청결히 하는 데에도 힘써야 한다.

이하선종창이 생기면 전신적으로 항생물질을 투여하고 구강청결을 유지하도록 한다. 또 이하선부위를 맛사지하여 고여있는 농의 배출을 촉진하는 것이 중요하다.

5) 종양

타액선의 양성종양이나 악성종양은 보통 무통성 종물로 나타난다. 타액선의 종창은 자가면역 질환에서도 나타나는데 입안과 눈의 건조감을 나타내며, 류마치스성 관절염과 동반되기도 한다. 기타, 당뇨와 알콜 중독환자에서도 타액선의 종창이 나타날 수 있다.

진단

타액선 질환의 진단은 자세한 병력조사, 이학적 검사 및 기타 검사결과에 따른다. 침샘관의 폐쇄가 의심되면 조영제를 주입해 침샘관과 그 내부를 촬영하여 진단한다. 침샘에 혹이 발견되면 컴퓨터 단층촬영을 하여 종물의 위치와 성질을 파악한다. 또한 혹이 있을 때 외래에서 주사바늘을 이용해 혹 내부의 세포를 흡인하여 병리검사를 하는 방법이 유효한데 약 80~90%의 정확도가 있다.

⚛ 치료

치료는 크게 내과적 치료와 외과적 치료로 나뉜다. 전신적인 질환과 동반된 경우에는 근본적인 원인 치료를 하고, 침샘관의 폐쇄와 함께 감염 소견이 있으면 항생제를 사용한다. 타액선 내의 염증을 타액과 함께 배출시키는 것이 치료 기간을 단축시킨다. 신맛이 나는 사탕같이 침분비를 증강시키는 음식을 이용하여 타액 배출을 증강시킨다. 구강 청결을 유지하도록 하며 수분섭취를 충분히 한다. 염증부위에 따뜻한 주머니를 대어 주는 방법도 이용된다.

침샘에 종물이 있으면 외과적 제거가 필요하다. 양성종양은 외과적 치료만으로 충분하지만, 악성종양인 경우는 수술 후에 방사선 치료가 필요한 경우도 있다. 수술시, 특히 이하선의 경우 안면신경의 손상이 올 수 있으므로 주의해야 한다.

24 유행성 이하선염(볼거리)

아이의 귀 아래가 자꾸 붓고 아파한다.

원인

일반적으로 볼거리라 불리는 이 병은 파라믹소 바이러스 원인의 급성 열성질환으로 침샘 중에서 특히 귀밑샘인 이하선을 주로 침범한다. 주로 4~6세 어린이, 13~18세 청소년에게 발생하고 계절적으로는 봄, 가을에 많고, 한번 앓고 나면 대개는 면역이 생긴다. 우리나라는 볼거리 예방접종을 필수로 하고 있어 소아 청소년 약 80~90% 정도는 면역력이 형성되어 있으나, 예방접종을 받았어도 항체형성이 안된 경우나, 항체가 형성되었어도 고학년으로 올라가면서 항체의 양이 적어지면서 감염될 수 있다.

증상 및 진단

1~2주의 잠복기 후 1~2일간 미열이 나고, 오한, 두통, 전신권태감 등의 증상이 있은 후 이하선이 갑작스럽게 붓고 통증이 나타난다. 점점 심하게 부으면서 2일 이내에 목 부위까지 붓게 되며 귀 앞쪽으로 확대되는 것이 특징적이다. 일반적으로 이하선 부위가 종창 되고 열감이 있으며 입을 벌리는 것에 다소 장애가 생긴다. 이러한 증상은 약 1주간 계속된 후에 부은 것은 서서히 가라앉게 된다. 진단은 임상증상으로 쉽게 알 수 있는데 종창의 부위와 형태가 특징적으로 나타나기 때문이다. 혈액검사에서 볼거리 바이러스 특히 IgG, IgM 항체와 침, 소변에서 바이러스를 검출하는 방법으로 진단할 수 있다.

치료

바이러스 질환이므로 특효약은 없고 대증요법을 시행한다. 충분한 휴식과 안정을 취하며 전염성이 있기 때문에 부은 것이 가라앉을 때까지 격리한다. 통증이 심할 때는 진통제를 복용하고 병변 부위에 냉습포 등을 한다.

합병증

이차적인 세균감염으로 화농성 이하선염이 생기거나, 이하선 내로 지나가는 안면신경이 마비될 수도 있다. 대부분 합병증 없이 10일 이내 치유되나 드물게 뇌수막염, 갑작스러운 심한 청력장애(난청), 췌장염이 올 수 있고, 사춘기 이후에는 고환염, 난소염 등이 올 수도 있다. 소아에서는 10일 내외, 성인에서는 2주 내외에 별다른 장애없이 치유되는 경우가 많다. 이 병의 예방주사가 권장되며 이것으로써 발병율과 합병증을 줄일 수 있다.

25 반복성 이하선염

아이가 귀 아래가 자꾸 붓고 아파한다.

소아의 타액선 질환 중에는 볼거리 다음으로 빈도가 높은 질환이다. 타액관 확장증 또는 타액관 말단 확장증 이라고도 한다. 열살 이하의 아이들에게 많고, 환자의 90% 정도에서 타액 분비물을 구강으로 배출하는 관이 확장되어 있다. 타액선이 왜 확장을 하는지는 불분명하다. 나이가 많아짐에 따라 증세는 가벼워지며 13세 이상에서는 없어지는 경우가 많다. 10세 이하의 소아에 많고 유소아기에 있어서의 면역상태가 이 질환의 발병에 큰 역할을 하는 것으로 생각된다.

증상

증상은 이하선의 반복종창으로 귀 밑부분이 부어 오른다. 빈도는 년 1~2회 정도에서부터 월 1~2회의 경우까지 다양하다. 항상 한쪽 이하선의 종창을 반복하는 경우, 좌우를 바꾸어서 종창하는 경우, 좌우가 동시에 종창하는 경우 등이 있으나, 본 질환은 일반적인 증상의 유무에 관계없이 양측성 질환이다. 통증, 압통(누르면 통증이 유발되는 것), 입을 벌리는 데 장애가 있고, 38~39도의 발열을 동반한다. 악하선이 종창하는 경우는 거의 없다. 급성기에 이하선을 압박하면 농이 배출되는 것을 볼 수 있다. 타액의 분비가 감소하며, 이러한 타액 분비 감소가 이하선염의 유발인자가 되기도 한다.

⚙ 진단 및 감별진단

10세 이하의 어린이에서 되풀이되는 이하선의 통증성의 붓기, 이하선을 압박해서 개구부로부터 흘러 나오는 농성타액, 타액선 조영촬영검사 등으로 쉽게 진단할 수 있다.

일측성의 종창이라도 반대측 이하선에서도 조영 촬영검사에서 병적소견을 보이는 일이 많다. 오래 진행된 예에서는 크고 작은 점상 음영이 산재성으로 보이며 타액 배출관의 확장을 동반한다. 그러나 배출관의 확장은 소아에서는 특징적이지 않다. 급성기에는 혈중 아밀라제의 상승이 종종 나타난다.

1) 볼거리와의 감별

반복성 이하선염은 타액 배출관의 개구부에서 농성 분비물이 나오며, 악하선이나 설하선의 종창을 동반하지 않는다. 볼거리에서의 종창된 이하선은 부드러우나 본 질환에서는 단단하게 만져지고, 또 백혈구수는 볼거리에서는 감소하나, 본 질환에서는 증가하기 때문에 비교적 용이하게 감별할 수 있다.

2) 쉐그렌 증후군과의 감별

쉐그렌 증후군은 20~40대의 여성에 많으나 소아에서도 볼 수 있으므로 유의하여야 한다. 쉐그렌 증후군은 이하선종창 이외에 누선도 종창한다.

⚙ 치료

타액관 말단이 넓어져 타액의 흐름이 정체되면 입안의 세균이 이하선에 들어가서 염증을 일으키기 쉽게 된다. 따라서 타액이 잘 분비되도록 하는 것이 예방의 지름길이다. 신맛이 나는 사탕, 츄잉껌, 비타민씨 등으로 타액의 분비를 자극하면서, 이하선부위의 맛사지를 10분 정도 해 주도록 교육한다. 충분한 수분을 섭취하도록 하며, 구강내 감염소(예: 충치 등) 등을 제거하고 입안을 청결히 하는 데에도 힘써야 한다. 이하선종창이 생기면 전신적으로 항생물질과 소염제를 투여한다. 종창은 대개는 수 일 내에 호전된다.

예후

일반적으로 나이를 먹으면서 이하선 종창의 빈도가 적어지게 되고, 사춘기를 지나면 거의 증상을 볼 수 없게 된다.

26 타석: 침샘의 돌(결석)

음식을 먹으면 턱 밑이 붓는다.

🌿 정의 및 원인

구강 내로 분비되는 타액(침)을 생성하는 타액선에 침입한 작은 이물과 세균 등이 기본이 되어 여기에 탄산 칼슘, 인산 칼슘 등의 석회가 침착한 것이 '타석'이다. 타석의 형성은 타액의 정체, 농축, 분비물의 변성이 중요하며 동시에 염증이 동반된다.

발생부위는 악하선(턱밑 침샘)이 75%로 가장 많고 다음은 이하선(귀밑 침샘)이 약 20%이고 그 밖에 다른 침샘에서 5% 정도 생긴다.

타석이 악하선에 많이 생기는 원인은 몇 가지 요인을 생각할 수 있다. 악하선관이 이하선관보다 더 굵고 길며, 악하선의 타액은 중력에 역행하여 흐르므로 정체가 더 심하고, 악하선의 타액이 이하선보다 더 알칼리성이며, 점액 함량이 더 많은 점 등이다.

🌿 증상

증상은 크기와 위치에 따라 다르다. 어느 정도 커지면 음식을 섭취할 때 분비되는 타액이 막혀서 배출이 되지 않아 악하선 부위(턱밑)가 붓고 통증이 구강아래 또는 턱 아래에 나타난다. 시간이 지나면 붓기는 점차 가라앉게 되는 것이 일반적이다. 때로는 타액선 자체가 붓거나, 급성 염증으로 개구부로부터 농이 배출되기도 한다.

진단

타석의 진단은 타액선관의 양손을 이용한 타석의 직접 촉진, 그리고 CT스캔 등의 방사선 검사에 의한다. 약 20%의 타석은 단순 X-선 촬영으로는 잘 나타나지 않으며 이런 경우에는 타액선 조영검사를 시행한다.

치료

염증을 동반하는 경우가 많아서 항생제의 투여로 우선 염증을 치료한다. 드물지만 염증이 치유되면 자연적으로 배출되기도 한다. 타석이 개구부 가까이 있으면 밀어 내거나 개구부를 절개한 후 꺼낸다. 그러나 배설관의 중간이나 침샘 내와 같이 깊숙히 위치할 때에는 악하선 절제수술을 시행하면서 타석을 함께 제거하여야 한다.

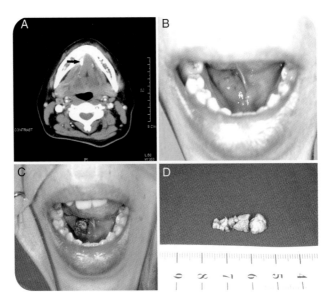

그림 90 우측 악하선관의 타석
A. CT에 보이는 타석소견: 화살표. B. 우측 악하선관이 타석으로 종창되어 있는 모습.
C. 악하선관의 절개 후 타석이 관찰됨. D. 수술 후 제거된 타석

27 타액선 종양: 침샘의 종양

귀 아래에 혹이 생기면 침샘의 종양을 의심해야 한다.

타액선 종양은 구강내로 분비되는 타액(침)을 생성하는 타액선에 종물이 생긴 것으로 양성 종양과 악성 종양(소위 암)이 있으며 제일 흔한 것은 양성 종양인 혼합 종양이다.

양성 종양

혼합종양, 와르틴 종양, 섬유종, 선종, 지방종, 혈관종, 림프관종 등 여러가지 종류가 있으며 외과적 절제술로 제거하면 문제가 되지 않는다.

1) 혼합종양

혼합종양은 이하선(귀밑 침샘)에 가장 많고 일반적으로 40~50세의 여자에게 많다. 이하선 종양의 약 70%를 차지하며 악하선 종양의 약 40%가 혼합종양이다. 초기에는 서서히 자라나는 것이 특징이고 통증이 없고 안면마비의 증후는 대개 없다. 악하선, 경구개와 연구개의 소타액선에서도 발생한다. 종양은 국한되어 있고 경계가 분명하다. 촉진해 보면 종양 표면은 평활 또는 결절상이고 잘 움직인다. 종양이 작을 때는 부드럽지만 종물이 커짐에 따라 부분적으로 낭종이 되면서 파동을 나타낸다. 이 종양은 조직학적으로 양성으로 분류되지만 악성종양으로 변화할 수도 있다. 악성변화의 위험성은 유병기간에 따라 증가하며 3~15%에서 발생하는 것으로 보고되어 있다. 종양이 갑자기 빠른 속도로 커지거나 안면마비가 생길 때에는 악성변화를 의심하여야 한다. 진단은 서서히 자라는 느린 진행경과, 촉진소견, 컴퓨터 단층촬영 등으로 가능하고 확진은 조직 검사에 의한다.

치료는 외과적 절제술을 시행한다.

2) 와르틴종양(Wartin's tumor)

와르틴종양은 두번째로 흔한 양성종양으로 대부분이 이하선의 꼬리 부위에 발생한다. 남자에서 호발한다는 보고가 있고 양측성으로 올 수 있다는 것이 특징이며, 흡연과 관계가 있다고 알려져 있다. 이 종양은 양성 혼합종과 달리 재발의 빈도가 떨어진다.

치료: 수술 시 종양의 정상 조직까지 포함시켜 절제하지 않으면 재발의 가능성이 있으므로 주의하여야 한다. 천엽 이하선절제술(superficial parotidectomy)이 가장 확실한 치료법이며 이때 안면신경 손상이 안 되도록 주의해야 한다.

악성종양

타액선의 악성종양은 비교적 드물며 이하선에서 가장 많이 발생한다. 종양의 종류와 관계없이 모두 유사한 증상을 나타낸다. 종양은 결절성이고 단단하며 주변 조직과 유착되어 잘 움직이지 않는다. 종양이 진행되면 종양세포가 침샘의 피막을 파괴하여 주위조직을 침투하여 유착되고, 통증이 생기며 때로는 어깨부위로 통증이 전파된다. 안면신경마비와 피부궤양도 흔히 발생한다. 경부림프절, 간, 폐, 골, 등에 전이하는 경우도 있다.

치료는 크게 수술, 방사선 치료, 항암 화학치료 등의 3가지의 치료 방법으로 대별되며 종양의 상태 및 전이정도에 따라 치료방법을 결정한다.

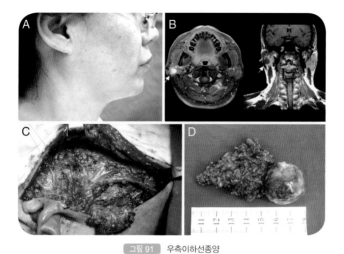

그림 91 우측이하선종양

A. 우측 귀밑에 종창 소견. B. 자기공명촬영상 우측이하선에 타원형의 종물 관찰됨.
C. 천엽이하선절제술을 시행하고 있는 모습. D. 주위 이하선과 함께 제거된 종양

28 혀의 암(설암)

설암은 조기발견이 완치율을 높인다.

원인

설암이 생기는 발생 요인으로는 충치나 불완전한 의치에 의한 압박성 궤양, 백반증, 매독성 궤양 그리고 씹는 담배 등을 들 수 있다. 설암은 전체암의 2~3% 정도이며 남자가 여자보다 2배 정도 많고 남녀 모두 40~60세에서 많이 발생한다.

발생부위는 혀의 외측면이 가장 많이 발생하고, 혀의 하면과 구강저, 혀의 앞쪽 끝, 혀의 뒤쪽 순으로 발생한다. 혀는 해부학적으로 암의 전파 경로인 림프관이 서로 반대편으로 교차하고 있어 비교적 빨리 목 부위와 턱 아래 부분의 림프절로 전파되므로 예후가 불량한 편에 속한다.

증상

설암은 혀에 궤양을 만들고 통증이 심하며, 혀의 운동장애가 생겨 식사장애와 언어장애를 초래하고 조직이 괴사되면서 불쾌한 입냄새를 풍기게 된다. 처음에는 침윤성의 암 결절이 생기고 주위와의 경계가 명확하지만 암이 커짐에 따라, 주위로 침윤이 진행되어 경계가 불명확해진다. 암이 진행하면 혀의 운동장애가 더욱 더 심해지고 경부 림프절 종대가 초래된다.

진단

감별을 요하는 질환으로는 매독성 궤양, 결핵성 궤양, 유두종, 백반증, 압박성 궤양 등이며 설암이 의심될 때는 즉시 이비인후과를 방문하여 조직검사를 시행해 보는 것이 좋다. 특히 설암으로 악성변화 될 가능성이 있는 백반증 등을 조기에 발견하여 치료하는 것이 좋다.

치료

설암은 비교적 조기에 경부 림프절 전이가 발생하므로 발견되면 빨리 치료를 시작해야 한다. 잘 맞지 않는 의치로 혀가 자주 상하거나, 혀의 가장자리에 궤양이 보이면 즉시 진찰을 받아야 한다.

치료에는 외과적으로 암의 발생부위를 절제해 주는 것과 방사선 치료 그리고 항암화학요법이 있다. 외과적 치료는 종양의 크기, 범위 및 위치에 따라 병변을 절제하고, 진행된 경우에는 하악골과 경부의 림프절까지 일부 절제하는 수술을 하게 된다.

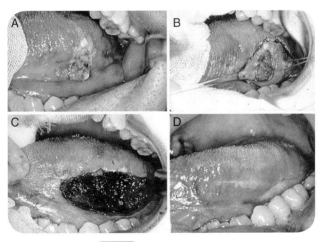

그림 92 초기 설암의 레이저 치료
A. 수술 전, B. 종양의 절제 범위, C. 제거 후, D. 수술 후 6개월 째

　방사선 치료는 X-선, 코발트(Co-60)선을 바깥에서 조사하거나, 종양 주위에 삽입하여 직접 조사한다. 그러나 방사선 치료는 부위에 따라 치료 결과에 차이가 있다. 혀의 뒷 부분에 있는 암은 효과가 좋고, 다음이 혀의 앞 부분이며, 구강저의 것은 효과가 적다. 또한 림프절 전이에는 효과가 없으므로 전이가 있으면 목부위에 있는 림프절을 제거하는 수술(경부곽청술)을 시행해야 한다.

　설암은 다른 곳으로 전이가 일찍 시작되므로 조기에 발견하여 빨리 치료를 시작하는 것이 가장 중요한 점이다. 잘 맞지 않는 의치로 혀가 만성적으로 손상되거나, 혀의 측면에 궤양이나 하얀 색의 백반증이 보이면 즉시 이비인후과 전문의를 찾아가 진찰을 받아야 한다.

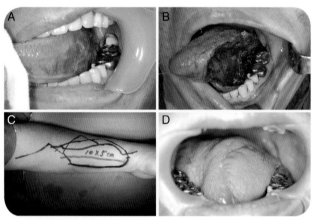

그림 93　진행된 설암의 설절제술 후 전완유리피판을 이용한 재건술
A. 수술 전, B. 절제 후, C. 결손 부위를 위한 전완유리피판 도안, D. 수술 후 6개월 후

29 후두암

초기후두암은 90% 이상 완치된다.

후두암이란?

후두암은 얼굴과 목 부분에서 발생하는 암 중에서 가장 흔한 암으로 전체암의 약 2~5%를 차지한다. 주로 담배를 피우는 남자에서 많고, 남자와 여자의 비는 약 10대 1로 남자에게 많으나 최근 여성흡연인구의 증가로 여자의 후두암 발생이 증가하는 추세에 있으며 연령별로는 60대 이상에서 가장 많다. 우리나라에서는 위암, 간암, 폐암, 대장암, 자궁경부암, 유방암 다음으로 후두암이 많이 발생한다고 알려져 있다.

대부분 편평상피암이며, 성대를 중심으로 발생 부위에 따라 성대상암, 성대암, 성대하암으로 나누며 성대암이 가장 많다. 암의 분류는 암의 진전된 정도, 목 부위 림프절로의 전이여부, 다른 장소로의 암의 전이를 종합하여 4단계로 분류한다.

후두암의 유발 요인들

대부분 원인 불명이나 관계있는 인자로서 유전적인 원인, 음성 혹사, 흡연 등이며 흡연이 가장 중요한 인자이다. 후두에 발생한 각화증, 경피증, 백반증 등의 질환은 악성변화를 하여 후두암이 될 수 있다.

후두암의 발생과 연관이 있는 위험 요인들이 있다. 후두암은 남성이 90% 이상이고, 흡연자가 95% 이상이며, 흡연자가 비흡연자에 비해 20배 이상 많고, 50세 이상이 90% 이상이며, 쉰 목소리는 성문부 암환자의 100%에서 나타나는 증상이다. 기타 술을 좋아하고 불규칙한 생활의 사람에게도 많다고 보고되고 있다.

특히 흡연자가 비흡연자에 비해 20배나 많다는 것에 각별한 관심을 가져야 한다. 흡연하면 흔히 폐암을 생각하지만 후두암이 월등히 관계가 깊다. 흡연과의 관계에서는 하루에 피는 담배개수에 흡연년수를 곱한 '브리크만 지수'를 자주 사용한다. 이 지수가 600이상이 되면 위험하다. 그리고 음주량이 많으면 흡연과 음주의 상호작용으로 발암되기 쉽다고 보고되고 있다. 따라서 50세 이상의 남자로, 심한 흡연가이며, 불규칙한 생활을 보내고 있는 사람이 특별한 원인이 없이 쉰 목소리가 2주 이상 지속되는 경우에는 반드시 이비인후과 전문의의 진료를 받아야 한다.

증상: 인후두 이물감과 애성

후두암은 후두 내에서 발생하는 부위에 따라 성문상암(성대보다 윗쪽), 성문암(성대부위) 및 성문하암으로 분류된다.

후두암의 가장 일반적인 초기 증상은 음성장애와 인후두 이물감이다. 그러나 명심하여야 할 것은 음성장애나 인후두 이물감을 호소하는 환자의 대부분은 후두암이 아니라는 점이다.

1) 성문암: 음성장애(애성: 쉰 목소리)

초기증상으로 말을 할 때 소리가 쉽게 피로해지고 애성(쉰 목소리)이 된다. 이 애성은 점점 심해지며 나중에는 소리가 잘 나오지 않는다. 종양이 궤양을 형성하면 악취가 나는 객담(가래)이나 혈담(피가 섞인 가래)이 나온다.

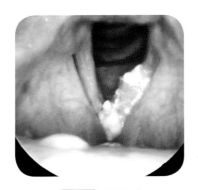

그림 94   후두암(1기)

후두암 중 초기에 애성을 호소하는 경우는 성문암이며 쉰 목소리 증상 때문에 조기에 발견되는 경우가 많다. 성문상암이나 성문하암은 암이 성대까지 퍼져야 애성(쉰 목소리)이 생긴다.

애성을 호소하는 환자의 병력을 자세히 조사하는 것이 중요하다. 후두암은 어린이나 청소년에서는 극히 드물고 여자보다 남자에서 약 10배 정도 많이 발생한다. 특히 담배를 많이 피우는 40세 이상의 남자에서 특별한 이유가 없이 서서히 진행한 애성이 2주 이상 지속될 때에는 반드시 이비인후과 전문의의 정밀 검사를 받아야 한다.

2) 성문상암: 인후두 이물감

초기 증상으로 후두의 이물감, 불쾌감이 있고 애성은 없다. 연하곤란, 연하통(음식을 삼킬때 통증)이 나타나는데 음식을 삼킬 때 귀와 목에도 통증이 있을 수 있다.

성문상암, 후두주위인 하인두암, 또는 경부식도암 등에서는 초기에 인후두 이물감을 호소하는 경우가 있으므로 주의해야 한다.

후두암, 하인두암 및 경부식도암과 관련이 있는 인후두 이물감의 특징은 다음과 같은 것이 있다.

▶ 이물감을 호소하는 부위가 일정하고 환자는 그 부위를 확실히 가리킬 수 있다.

▶ 이물감은 음식물 특히 덩어리를 삼킬 때 더 심하다.

▶ 이물감은 통증을 동반하는 경우가 많고 때로는 통증이 귀에까지 퍼지는 수도 있다.

▶ 흡연, 음주 및 뜨거운 음식을 좋아하는 사람의 경우에는 일반인보다 암일 확률이 더 높다.

인후두 이물감을 호소하는 환자에서 정밀검사 결과 후 원인을 발견할 수 없는 경우에는 방치하지 말고 1개월 후 다시 진찰을 받도록 해야 한다.

3) 성문하암

가장 드물며 호흡곤란이 나타나고 애성, 경부 림프절 전이도 올 수 있다.

진단

조기 진단이 중요하며 40세 이상 남자로서 특별한 이유 없이 2주 이상 애성이 지속되거나 목 부위에 림프선이 만져지면 반드시 이비인후과 진찰을 받아야 한다. 초기의 이런 증상들은 그냥 내버려두면 암이 점점 진행하여 호흡곤란이 생기고, 숨쉴 때 소리가 나고, 음식물을 삼킬때 아프고 삼키기 힘들게 된다. 기침을 하면 가래에 피가 묻어나오고, 체중감소, 입에서 악취가 나는 증상이 나타날 수 있다. 그리고 목으로 림프선을 타고 전이가 되면 목에 혹이 만져질 수 있다.

후두암은 대개 외래에서 간접 후두경, 후두 내시경 검사, 컴퓨터 단층촬영검사 등의 검사로 진단이 가능하며 조직 검사로 확진한다.

치료: 후두암은 빨리 발견되면 90% 이상이 완치된다.

일반적인 후두암의 치료 성적은 좋은 편에 속한다. 후두암 제 1기인 초기암은 약 90% 이상 완치가능하며, 제 2기는 70% 내외가 완치될 수 있고 치료 후 정상적인 사회생활을 할 수 있다. 그러나 후두의 기능, 특히 발성기능을 보존할 수 있는 치료법인 레이저수술, 방사선치료 및 후두 부분절제술이 가능한 초기암의 단계를 넘어서 발견되는 경우가 많다. 진행된 후두암의 경우 후두전체를 제거하는 '후두 전적출술'이 시행된다.

후두암은 가까이는 경부 림프절, 멀리는 폐로 전이되나 일반적으로 다른 부위의 암 보다는 완치율이 높은 암이다. 후두암의 치료에서 가장 중요한 점은 물론 암을 완전히 없애서 생존률을 높여야 한다는 것이겠지만, 가능하면 후두의 중요한 기능인 목소리를 보존해야 한다는 것이다. 따라서 초기암인 경우 방사선치료를 시행한다거나 수술을 한다고 해도 성대를 남겨두어 정상적으로 목소리를 낼 수 있게 수술을 시행한다.

제1기의 초기암은 방사선 치료나 수술요법으로 90%이상 완치된다. 제2기 후두암은 약 70% 전후가 완치되며 더욱 진행된 경우에는 후두 전적출술을 시행한다. 진행된 암의 경우는 성대를 포함한 후두를 완전히 절제하고 목에 전이된 림프절도 전부 제거해야 하므로 생존률 면에서나 기능적인 면에서나 조기 발견이 극히 중요하다고 하겠다. 후두를 전부 제거하여 목소리를 잃게 되어도 수술 후 식도발성, 전기후두, 기관식도루 등의 방법을 이용한 음성재활법을 사용하면 의사소통은 가능하게 된다.

후두암의 예방

비흡연자에게서 발병율이 전체 후두암의 5%이하에 불과하고, 금연을 하면 후두암 발병율이 극적으로 줄어드는 데 6년 정도 지나야 위험성이 줄어들고 15년이 지나야 비흡연자와 똑같은 정도로 줄어든다고 하니 금연을 하면 발병률을 분명히 줄일 수 있다고 하겠다.

30 기관 절개술

기관절개술은 생명유지의 수단이다.

기관절개술이란

목의 전방에 위치한 기관(후두와 기관지 사이의 기도)에 절개를 하여 환자가
상기도(위로는 입에서부터 아래로는 성대까지의 기도)를 통하지 않고 직접 기
관으로 공기를 흡입해서 숨을 쉴 수 있도록 하는 수술을 말한다.

기관절개술의 적응증

상기도 폐쇄로 인한 호흡곤란(구강, 인두, 후두의 진행된 암, 후두외상, 후두
와 기관의 심한 협착, 양측 성대마비, 성문하 이물 등에 의해 정상적으로 숨쉬
기 곤란한 경우), 장기간에 걸친 호흡보조, 하기도 분비물의 제거, 구강 혹은 위
분비물에 의한 기도의 오염방지, 두경부 악성종양 수술시 등에 시행한다.

수술 후 처치

기관절개술 후에는 흉부 X-선 검사를 하여 기관으로 카눌라(기관절개술
후 목에 끼워두는 플라스틱 또는 실라스틱 튜브)가 제대로 들어 갔는지 확인하
고 동맥혈검사로 혈중 산소 농도를 측정하여 기관 절개술 후 장치한 카눌라를
통해 호흡이 적절히 되는지 반드시 확인해야 한다. 또한 호흡하는 공기가 코
나 구강, 인후두를 통하지 않고 직접 기관을 통하여 폐로 들어가므로 실내습도,

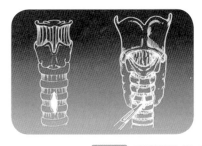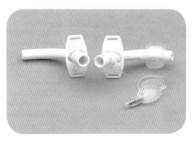

그림 95 | 기관절개술을 하는 부위와 캐눌러 혹은 기관튜브들

온도에 주의해야 한다. 가습기 등을 이용하여 실내공기가 건조해지지 않도록 한다. 실내 온도는 20~24도로 유지하고, 습도는 60~70%로 유지한다. 이를 위하여 가습기를 사용하거나 혹은 카눌라 입구에 젖은 거즈를 붙인 보호 마스크를 댄다.

카눌라를 통해 이물이 들어가지 않도록 각별히 주의해야 하며, 가래는 흡인기(suction)를 이용하여 자주 제거해 주어야 한다. 가래를 제거해 주는 흡인기가 잘 들어가지 않거나, 환자가 숨이 답답해하거나 숨이 차면 즉시 의사나 간호사의 도움을 받아야 한다. 환자의 객담(가래)이 너무 끈적해 제거가 용이하지 않은 경우는 거담제 또는 단백용해효소를 카눌라를 통해 기관 내에 주입한 후 흡인하여 가래를 제거하기도 한다.

수술 시에 삽입한 기관 카눌라의 첫 교환은 술후 2~3일간에는 하면 안된다. 이 기간동안 카눌라가 빠지지 않도록 주의하여야 한다. 수술 후 적어도 2~3일이 지나야 카눌라가 위치된 곳이 안정되어 쉽게 교환할 수 있게 된다. 이 이후에는 적어도 하루에 한번 이상 카눌라를 교환하여 카눌라가 막히지도 않고, 기관수술창에 감염이나 염증이 없도록 하여야 한다.

카눌라의 내측에 위치한 튜브는 2~3시간마다 청소하는 것이 좋다. 카눌라 전체를 교환할 때에는 조심스럽게 기관절개창에 손상을 주지 않도록 삽입하여야 한다.

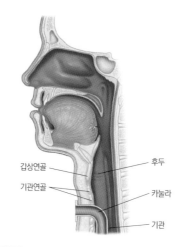

갑상연골

기관연골

후두

카눌라

기관

그림 96 기관절개술 시행 후 기관 내에 카눌라가 삽입되어 있는 상태

기관절개술 후에도 대개는 정상적인 식사나 대화를 할 수 있다.

식사는 의식이 있고 본인이 먹을 수 있으면 입으로 식사를 할 수 있으며, 그렇지 않은 경우에는 튜브를 통하여 주입할 수 있다.

말을 할 때에는 카눌라의 구멍을 손가락으로 막으면서 하면 되며, '스피치 카눌라'를 사용하는 환자는 구멍을 막지 않고도 발성을 할 수 있다.

기관 카눌라는 언제, 어떻게 빼는가?(Decannulation)

환자의 상태가 호전이 되어 환자나 보호자가 카눌라를 빼고 기관절개술을 한 것을 막고 싶으면 담당 주치의와 상의하여 이비인후과 진찰을 해야 한다. 후두 내시경으로 구강 및 후두를 관찰하고 혹시 성대마비, 성대의 육아종 등이 있어 카눌라를 제거한 후 다시 호흡곤란이 올 수 있는지를 확인한다. 또한 카눌라를 제거하려면 적어도 72시간 이상 기관 카눌라를 막고 호흡곤란 증세가 없어야 하며, 폐에서 생기는 객담(가래)을 기침을 통해 환자 스스로 뱉어낼 수 있어야 한다. 또한 음식물의 섭취를 구강을 통해 스스로 할 수 있고, 이때 음식물이 기관으로 넘어가는 일(사래드는 일)이 없어야 한다.

기관카눌라를 제거하기 어려운 경우(Decannulation difficulty)

호흡곤란을 일으킨 원인이 없어진 후에도 카눌라를 빼면 다시 호흡곤란이 와서 카눌라를 빼기 어려운 경우가 있는데 다음과 같은 경우에 생긴다.

① 소아의 경우에서 흔하게 발생하는 것으로, 1주일 이상 장기간 카눌라를 끼고 있어서 기관을 통하여 숨쉬는 것에 길들여진 경우

② 기관절개술을 시행할 때 윤상연골이 손상되어 연골막염이 오고 성문하 협착이 생긴 경우

③ 부적절한 카눌라(너무 길거나, 짧거나, 커브가 안 맞거나)로 인하여 기관 벽에 상처가 생겨 육아종이 생긴 경우

④ 기관절개가 정중에서 옆으로 치우쳐 기관 측벽에 절개하여 기관협착이 생긴 경우

⑤ 기관절개부위의 염증으로 연골막염이 되고 육아종 협착이 생긴 경우 등

기관 카눌라를 제거하기 어려운 상황이 되면 즉시 이비인후과 전문의와 상의하여 적극적인 치료를 받아야 한다.

기관절개수술의 합병증

1) 출혈

수술부위의 출혈이 기관 내로 들어가서 호흡장애를 일으키는 수가 있다. 바세린 거즈 등으로 압박하거나 혈관 결찰(혈관을 묶는 것), 전기소작 등으로 지혈한다.

2) 피하기종, 종격기종

피부 밑이나 종격동에 공기가 차는 것으로 무리한 박리, 카눌라와 목의 피부가 밀착해 있을 때 등에서 볼 수 있다. 경도의 피하기종은 자연 치유되는데 종격동에 퍼지게 되면 위험할 수도 있다.

3) 기흉

흉곽 내에 공기가 차는 것으로 폐첨부의 흉막이 손상되어 발생한다. 절대안정과 항생제를 투여하며 증상의 개선을 보이지 않을 때에는 흉부외과적 처치가 필요하다.

4) 기관협착, 후두협착

기관벽의 과도한 절제, 부적절한 기관공의 위치, 윤상연골의 손상 등이 있으면 일어날 수 있다. 유소아에서는 성장을 기다리면서 적절한 처치를 한다.

31 경부의 종물

목에 혹이 생기면 빨리 이비인후과 전문의에게!

경부에 종물(덩어리)이 생기는 질환

소아에서의 경부 림프절 종창은 빈번하게 볼 수 있다. 소아에서 작은 부드러운 림프절은 국소감염으로 생긴 림프절이 많고, 성인에서는 결핵성 림프절이 많다. 아이들의 경우는 정상에서도 림프절이 붓는 수가 있다.

림프절 종창이 여러 개가 있어도 서로 붙어있지 않고, 딱딱하지 않고 연하며, 잘 움직이고, 만졌을 때 국소열감이 없고, 눌러도 통증이 없으며, 크기가 1cm이내 등의 6가지 조건이 갖추어 지면 정상이라고 볼 수 있다.

경부의 종물이 있을 경우 가장 먼저 의심되는 질환은 급성 및 만성의 림프절염, 림프절로의 전이암, 경부의 농포, 갑상선종 등이다.

급성림프절염은 세균감염에 의한 화농성과 바이러스에 의한 감염의 두 가지로 나눌 수 있다. 화농성의 경우는 편도염, 편도주위 농양 외에 충치나 외이염 등에서도 생기는 수가 많으나 원인이 명확하지 않은 경우도 적지 않다. 일반적으로 림프절이 딱딱하고 크게 만져지며 압통이 심하다. 바이러스 감염에 의한 경우 중 특히 문제가 되는 것은 Epstein Barr (EB) 바이러스에 의한 감염이다. 급성의 EB 바이러스 감염증인 '전염성 단핵구증'은 급성 질환이며 자연 치유되어서 면역을 획득한다.

만성 경부 림프절 종창으로서 대표적인 것은 결핵성 림프절염이다. 결핵성 림프절염은 폐결핵 등의 병변이 없어도 경부 림프절에 나타나는 경우가 종종 있다는 점에 유의하여야 한다. 일반적인 항생제에 반응을 하지 않아 조직검사에 의해서 비로소 결핵으로 진단되는 경우도 드물지 않다.

양성종양에서 많은 것은 갑상설관의 잔유물로부터 발생하는 '갑상설관 낭종'과 새구유래의 '새열낭종' 그리고 유피낭이 있다. 갑상설관 낭종은 목의 정중앙에 발생하며 새열낭종은 측면에 발생한다. 유피낭은 피부, 분비물이 들어 있는 피지낭종으로 물혹보다는 단단한 느낌이며, 입안부터 목부위 어디서나 발생하며 주로 정중부에 생긴다. 피부나 입안의 점막 바로 아래 위치하므로 갑상설관 낭종과 차이가 있다.

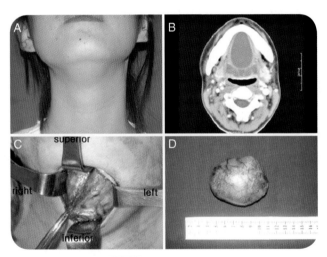

그림 97 유피낭(dermoid cyst)
A. 턱밑부위의 낭종소견. B. neck CT: 구강저 아래측에 보이는 낭종소견. C. 수술소견. D 수술로 제거된 낭종

성인(특히 50세 이상)에서 목에서 종물의 크기가 3cm이상이거나 여러 개의 림프절이 만져지면 악성종양을 의심해야 한다. 목 자체에서 발생하는 원발성 악성종양에는 새열암과 악성 림프종이 있다. 새열암은 편평상피암이며 처음에는 전이성암과의 감별이 곤란한 경우가 많다.

다른 부위의 암이 목의 림프절로 전이된 것은 원래 발생한 암의 부위와 어느 정도 관계가 있다. 이비인후과영역의 암인 상인두암, 갑상선암, 이하선암, 후두암 등은 경부의 상, 중부로 전이하고 갑상선, 유방, 폐, 흉복부내장의 암은 하부 특히 쇄골 가깝게 전이하기 쉬운 것 같다. 소아에서는 악성림프종이나 급성백혈병에 의한 림프절종대를 감별해야 한다.

목 종물(덩어리)의 진단과정

경부 종물에 대한 자세한 병력청취와 세심한 진찰이 중요하다. 종물의 부위, 크기, 수, 파동, 유착, 열감, 박동, 가동성, 기간, 경도(단단함)를 잘 관찰해야 한다. 단순 X선 검사, CT검사, MRI, 초음파검사, 핵의학검사 등의 방사선 검사에서 특징적인 소견이 나타나면 진단에 도움이 된다. 종물을 주사기로 흡인하여 검사하는 '세침흡입생검세포검사(fine needle aspiration cytology)'는 환자에게 큰 불편없이 할 수 있는 유효한 검사이다. 마지막 단계의 검사는 종물에서 조직을 채취하여 병리조직학적 관찰을 하는 조직검사(조직생검)이며 이로써 종물의 확진이 된다.

여러 가지 질환의 특징 및 감별진단

환자가 동통, 압통(누르면 아픈 것), 발열 등을 호소한다면 염증을 의심한다. 촉진으로 파동을 느끼게 되면 천자를 해서 내용물을 검사한다. 천자를 한 내용물이 농성이라면 세균검사에 의해 감염균을 확인하고 유효한 약물을 투여한다. 만약 세균배양 검사에서 균이 배양되지 않는 경우에는 반드시 결핵일 가능성을 생각하여야 한다. 결핵균은 일반적인 세균검사에서는 배양이 되지 않기 때문이다. 촉진 상 파동이 없는 경우에는 약물요법을 하며, 종물 및 증상이 호전되면 염증성으로 진단되는 '치료적 진단'을 이용한다. 약물투여에 대한 치료 반응이 나쁜 경우에도 결핵을 의심하게 된다. 단, 결핵성 림프절염의 확정 진단은 반드시 조직 검사에 의한다.

동통, 압통, 발열이 없으면 종양의 가능성을 생각하여야 한다. 특히 50세 이상에서 목에서 종물의 크기가 3cm이상이거나 여러 개의 림프절이 만져지면 악성종양 또는 암의 전이를 의심해야 한다. 전이된 것이 의심되면 종물의 발생 부위에 따라 전이를 유발시킨 원발암을 추정한다. 이비인후과 영역을 검사하여 원발병소를 찾게 되면 조직검사를 통하여 암질환이 맞는지 확인한다.

이비인후과 영역에 생긴 악성종양 외에 내장에 생긴 악성종양도 경부에 전이한다. 그러므로 경부의 종물은 이비인후과, 외과, 내과, 소아과 등 여러 진료과목의 질환이 유발할 수 있는 증상이라고 할 수 있다.

32 새열낭종(Branchial cleft cyst)

목의 옆에 생기는 말랑말랑한 혹

새열낭종이란?

'새열낭종' 또는 '측경낭종'은 태생 초기(3~6주)에 생기는 새구, 새궁의 발육이상이다. 새구, 새궁은 태아의 성장과 함께 소실되는 것이 정상적이지만, 새구의 일부가 소실되지 않고 남아서 융합하면 새열낭종이 발생한다. 낭종은 제2새구에서 유래하는 것이 가장 많다.

새열낭종의 특징

호발 부위는 흉쇄유돌근의 앞쪽 가장자리 부근이다.

대개 청년 또는 중년에서 목의 측면이면서 윗 부분에 생긴다. 새열낭종에 감염이 생기면 동통, 압통(누르면 통증이 생기는 것), 열감이 있을 수 있다.

새열낭종은 소아에서 생기는 경우도 적지 않다. 새열낭종은 갑상선의 발생중 이상으로 생기는 갑상설관 낭종보다는 드물어 빈도는 갑상설관 낭종의 50% 이하라고 한다. 증상 없이 잠복되어 있다가 청장년기에 종물로 나타나서 병원을 방문하는 경우가 많다.

새열낭종은 일반적으로 부드러운 파동이 있는 종물(덩어리)로서 촉진된다. 종물의 뒷 부분은 흉쇄유돌근의 안쪽에 있어서 촉진이 잘 안되는 경우도 있다. 때로는 구강, 인두, 경부 피부에 구멍이 있어 이것이 종물까지 연결되어 있는 경우도 있다. 종물이 미주신경을 압박해서 안면창백 등의 증상이 출현하는 경우도 있다. 안면신경의 압박에 의한 안면신경마비의 보고도 있다.

진단

진단은 병력 및 주의 깊은 관찰과 촉진에 의해서 가능하나, 초음파 검사, CT, MRI 등을 병용함으로써 다른 경부 종물과의 감별이 용이하며, 추후 수술의 계획에도 유용하다.

치료

치료는 수술로 완전 절제해 내는 것이다. 새열낭종이 감염되어 있는 경우에는 항생제 등의 약물을 투여하여 염증이 가라앉은 후 수술하여야 한다.

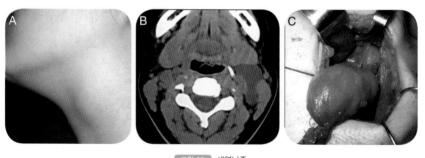

그림 98 새열낭종
A. 새열낭종(목의 좌측), B. 새열낭종(목의 좌측)의 CT소견, C. 새열낭종(목의 좌측)의 수술소견

33 갑상설관낭종
목의 한가운데 생긴 물혹

갑상설관낭종이란?

목의 정중앙에 생기는 '갑상설관낭종'은 태아의 갑상선 발생과정에서 정상적으로는 소실되는 갑상설관이 없어지지 않아서 발생하는 질환이다. 갑상선은 태생기에 혀에서부터 경부의 아래쪽까지 내려오면서 발생하게 되는데 이렇게 내려오면서 생기는 관이 갑상설관이다. 갑상설관은 보통 태생 1~2개월에 소실되는데 이것이 남아서 낭종이 형성된 것이 갑상설관낭종인 것이다.

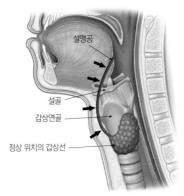

갑상설관의 주행

그림 99 **갑상설관의 위치와 주행**

갑상선이 설맹공에서 아래로 이동하면서 발생된다. 갑상설관의 경로 중 어느 부위에서나 갑상설관낭종이 발생할 수 있으나 설골 바로 아래쪽에 가장 많이 발생한다.

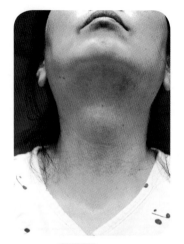

그림 100 갑상설관낭종

갑상설관낭종의 특징

혀의 뒤쪽 부분으로부터 갑상선까지 어느 부위에서도 생길 수 있는데, 턱 바로 밑에 있는 설골의 앞쪽 또는 아래쪽에 생기는 경우가 많다. 항상 목의 정중선 부위에 있으며 음식을 삼키거나 혀를 내밀면 상하로 움직이는 특징이 있다. 잠복하여 있다가 감염에 의한 염증이 생겨서 발견되는 수도 많다. 선천성의 낭종이기 때문에 어느 연령에서도 증상을 유발할 수 있으나 청장년기에 많다.

낭종은 일반적으로 표면이 평활하고, 탄성이 유연하여 파동을 느끼고, 잘 움직이는 종물로서 촉진되고 침을 삼키면 위 아래로 움직인다. 그러나 때로는 설골에 유착이 강하여 가동성이 제한되는 경우도 있다. 상기도 감염에 따라 종물이 커졌다 작아졌다를 반복할 수 있다. 경부 피부에 선천적으로 구멍이 있을 수 있고, 염증 자체나 배농을 위한 절개 등에 의해 없던 누공이 발생할 수도 있다.

⚡ 진단

진단은 병력 및 주의 깊은 진찰에 의해서 거의 가능하나, 초음파 검사, CT, MRI 등을 병용함으로써 다른 경부 종물과의 감별이 용이하게 되며, 수술 계획에 도움이 된다. 또 드물게는 갑상선이 정상 위치에 없고 낭종의 부위에 존재하는 일이 있기 때문에 갑상선의 촉진, 수술 전의 방사선 동위원소 스캔 등으로 갑상선의 위치와 기능을 확인하는 것이 반드시 필요하다. 갑상선을 확인하지 않고 수술로 제거하는 경우 인체에서 매우 중요한 갑상선 기능을 상실할 수 있기 때문이다.

⚡ 치료

수술적으로 제거하여 치료한다. 종물의 일부가 남으면 재발하므로 수술로 완전 적출해야 완치된다. 수술 중 설골의 일부도 절제해야 재발이 없는 완전제거가 가능하다.

34 갑상선 질환

갑상선의 혹은 대개 예후가 양호하다.

해부

갑상선은 목 앞부분에 위치한 나비모양의 기관으로 정상인에서는 눈으로 보이지도 않고 손으로 잘 만져지지도 않는다. 기관 앞에 위치하면서 뇌로 가는 경동맥 사이에 위치한다. 갑상선은 상부기도에 붙어있고 특히, 성대의 운동을 담당하는 반회후두신경이 식도와 기관 사이를 지나간다. 나비 모양의 양쪽날개에 해당되는 부위를 각각 좌엽, 우엽이라하고 나비의 몸통부위를 협부라고 한다. 무게는 태어날 때 1g 이다가 매년 1g씩 증가하여 성인이 되면 20g 내외에 이른다. 갑상선 뒤쪽에는 부속품처럼 붙어있는 네 개의 부갑상선이 있는데, 이는 혈액속의 칼슘농도를 일정하게 유지하는 중요한 역할을 한다.

기능

우리 몸에서 신체의 대사작용에 관여하는 내분비기관으로서의 역활을 하고 있어 갑상선 호르몬을 생산, 저장하였다가 필요할 때마다 혈액으로 내보내는 일을 한다. 갑상선 호르몬은 신생아나 어린이의 성장과 발육을 촉진시키는 역활을 하고 우리 몸의 대사과정을 촉진시켜 에너지를 공급하며 부수적으로 열을 발생시키게 된다. 갑상선 호르몬은 타이록신 T_4과 트리요드타이로닌 T_3의 두 가지 형태로 분비되는데, 갑상선 자극호르몬 TSH의 합성과 분비를 억제하는 역할을 T_3와 T_4가 담당한다.

갑상선질환은 갑상선 기능항진증, 갑상선 기능저하증, 염증성질환, 결절성 질환(양성 종물), 갑상선암 등으로 구분된다. 갑상선 기능항진증의 대표적인 질환으로 그레이브스병이 있고 갑상선 기능저하증의 대표적인 질환이 하시모토 갑상선염이다. 기능항진증은 여성이 3배, 저하증은 6배 이상 많다.

염증성으로는 하시모토 갑상선염, 아급성 갑상선염, 무통성 갑상선염, 리들 갑상선염이 있고, 갑상선 결절은 성인의 4~7%에서 발견되며, 양성종물로 갑상선 낭종, 갑상선 선종, 고이터(Goiter)등이 있으며, 갑상선 결절의 약 10% 정도가 갑상선암으로 진단된다. 갑상선암은 조직학적으로 유두상암, 여포상암, 수질암, 미분화암 등 크게 네 가지 형태로 분류되고 있으며 이 가운데 유두암이 갑상선암의 75~80%를 차지하는데, 우리나라의 경우는 그 빈도가 외국에 비해 더 흔하여 90% 이상을 차지한다.

갑상선암은 '거북이암' 또는 '착한 암'으로 불릴 만큼 진행이 매우 느린 암으로 적절한 치료를 받으면 사망률이 매우 낮고, 재발이나 전이도 드물어 예후가 매우 양호한 것으로 알려져 있다.

갑상선암은 남자보다 여자에게 약 2배 정도 많이 나타나며 초기에는 별다른 증상을 보이지 않고, 대개는 목에 혹 같은 것이 만져짐으로써 발견된다. 조금 시간이 지나면 목이 쉬고 음식을 삼킬 때 불편함을 느끼게 된다. 또한 주위의 림프절을 침범하면, 부어 오른 림프절도 만져진다.

원인

염증성질환의 경우는 상기도 감염이나 자가항체를 가지는 자가면역 질환의 일환으로 발생하기도 하며 무통성 갑상선염의 경우는 분만 후에 잘 발생하는 것으로 알려져 있다.

갑상선암의 위험인자로는 방사선 치료를 과거에 한 경우, 방사선에 노출된 경우, 요오드 섭취부족 등이 있으며 유전자변화 또한 원인일 것으로 추정된다.

증상

갑상선 기능항진증인 그레이브스병의 가장 큰 특징은 갑상선이 커지며, 약 30%의 환자에서 눈꺼풀이 붓거나 눈이 튀어나오는 안증상이 있다. 하시모토 갑상선염은 전체 인구의 약 2%에서 발생하며 이중 약 95%가 여성이며 30~50 대에서 많이 발생하고 자가면역이 주된 발병기전이다. 피곤함과 무기력감을 느끼거나 추위에 민감한 반응을 보이고 체중이 증가하며 피부가 거칠고 두껍고 심하면 심부전이 올수도 있다.

갑상선 결절이 손으로 만져지거나, 최근에 갑자기 크기가 커진경우, 만져지는 경부림프절을 동반한 갑상선 결절, 초음파상 1cm 이상 크기의 결절이거나 악성여부를 감별해야 할 소견이 있는 경우 등에서 세침흡입세포검사를 실시한다. 대개 75~95%의 정확도를 보인다.

갑상선암이 특별히 의심되는 상황으로는 20세 이하나 60세 이상의 남자, 갑상선 종물이 갑자기 커지는 속도가 빨라질 때, 통증이 없으면서 주변 조직에 단단히 부착된 림프절의 동반, 성대마비, 호흡곤란, 연하곤란(음식물을 삼키기 어려운 증상), 목의 이물감, 갑상선 종물이 매우 크거나 딱딱한 경우, 갑상선 암의 가족력이 있는 경우 등이다. 이와 같은 경우에는 정밀한 검사가 필요하다.

진단

갑상선의 종양이 있는지 여부는 앉은 자세로 물을 마시게 해 보면 쉽게 알 수 있는데 목 앞부분 양쪽의 갑상선이 물을 마실 때마다 상하 운동을 하는데, 이때 그 크기와 형태, 차이 등으로 판단할 수 있다. 혈액검사를 통한 갑상선 기능 검사는 기본적으로 갑상선 자극호르몬 TSH, 트리요드타이로닌 T_3, 타이록신 T_4, 유리타이록신 free T_4의 호르몬 농도를 측정하여 시행한다. 그리고 갑상선 초음파 검사는 갑상선 스캔을 시행하여 갑상선 자체와 종물의 상태 및 기능 여부를 확인한다. 종물이 있다고 확인이 되면 세침흡인검사를 시행하며 약 90% 이상의 경우에서 이 검사를 통한 진단이 가능하다. 검사의 정확도를 높이기 위해서 초음파를 시행하면서 종물의 정확한 위치를 확인하며 세침흡인 검사를 하기도 한다. 모든 결절은 첫 세침흡인세포검사 후 6~12개월 이내에 초음파검사가 필요하며 이때 세침흡인세포검사를 재시행할 수 있다.

일반적으로 갑상선암일 가능성이 상대적으로 높은 경우는 다음과 같다. 결절이 크거나 최근에 갑자기 커진 경우, 결절이 커서 기도나 식도를 눌러서 호흡곤란이나 음식물을 삼키기 힘들 때, 갑상선 덩어리가 있으면서 쉰 목소리가 나올 때, 결절이 주위조직과 붙어 있어서 잘 움직이지 않을 때, 결절이 딱딱하게 만져질 때, 결절과 같은 쪽에서 림프절이 만져 질 때, 가족 중에 갑상선 암 환자가 있는 사람에게서 갑상선 결절이 만져 질 때, 나이가 20세 이하이거나 60세 이상일 때에는 혈액검사, 초음파검사, 세침흡인세포검사 후 세포검사 결과에 따라 종물의 병변범위를 확인하기 위하여 컴퓨터 단층촬영, 자기공명영상촬영, 갑상선 및 전신 방사선 동위원소 검사가 필요할 수도 있다. 한국인에서 발생하는 대부분의 갑상선암은 유두암으로, 유두암에서는 BRAF (B-type Raf Kinase)라는 유전자의 돌연변이가 매우 높은 빈도로 발견되므로 암유전자 돌연변이 검사를 시행한다면 양성결절인지 악성유두암인지 감별하는 데 큰 도움이 된다.

치료

염증성 질환으로 판정이 되면 약물투여에 의한 치료를 시행한다. 갑상선 호르몬제는 갑상선의 기능정도에 따라 투여가 추가되기도 한다.

갑상선 결절의 크기가 너무 크거나, 통증이 심하거나, 내과적 치료에 실패했을 때, 중독성 결절이 때는 다양한 방법으로 치료한다.

갑상선 양성결절의 치료에는 전통적인 외과적 수술법, 에타놀주입법, 고주파 절제술, 그리고 갑상선 호르몬 억제 요법 등이 있다. 세침흡인검사에서 양성 종양으로 판정이 되는 경우 증상이 심하기 않거나 종물이 기능이 없으면 주기적인 관찰만 하기도 하지만, 압박증상, 미용적인 문제, 갑상선암으로 판정된 경우 등에는 병변의 범위에 따라 갑상선의 일부 또는 전부를 제거하여야 하며 전부 제거된 경우에는 일생동안 갑상선 호르몬을 투여하여야 한다. 물론, 수술 이후에도 주기적인 진찰을 받아서 재발의 여부를 확인하여야 한다.

예후

갑상선 암은 다른 암과는 달리 완치가 가능하고 예후도 좋으므로 전이가 되었더라도 방사성 요오드와 갑상선 호르몬제 복용 등의 적극적인 치료를 하면 좋은 효과를 볼 수 있다. 보고에 따르면 갑상선 유두상암의 경우 10년 생존율이 50~90% 갑상선 여포상암은 80~92%에 이른다고 알려져 있다.

분화성암(유두상암과 여포상암)은 미분화성암에 비하여 예후가 좋고 연령, 병기 분화도, 크기, 전이 여부, 조직학적 소견등을 모두 고려되어 예후는 달라질 수 있다.

대한갑상선학회의 갑상선 결절 및 암 진료권고안의 개정 안에서는 5mm 이하의 결절의 경우에는 아무런 검사와 진단행위를 하지 말 것을 권고하고 있다. 5mm 이하의 결절은 암이라고 하더라도 생명에 문제가 되지 않기 때문에 정밀 검사가 불필요하다는 것이다. 다만 악성으로 의심되는 림프절이 있다면 크기에 관계없이 검사를 해야 한다고 설명하고 있다.

속시원하게 풀어보는

이비인후과 질환 4th ed.

첫째판 1쇄 인쇄 | 2001년 5월 05일
첫째판 1쇄 발행 | 2001년 5월 10일
둘째판 1쇄 발행 | 2005년 7월 15일
셋째판 1쇄 발행 | 2008년 7월 15일
넷째판 1쇄 발행 | 2020년 8월 10일

지 은 이　안회영
발 행 인　장주연
출 판 기 획　장희성
책 임 편 집　이경은
일 러 스 트　유학영
표지디자인　김재욱
편집디자인　유현숙
발 행 처　군자출판사
　　　　　등록 제4-139호(1991.6.24)
　　　　　(10881) **파주출판단지** 경기도 파주시 회동길 338(서패동 474-1)
　　　　　전화 (031)943-1888　팩스 (031)955-9545
　　　　　www.koonja.co.kr

ISBN　979-11-5955-587-9

정가 20,000원